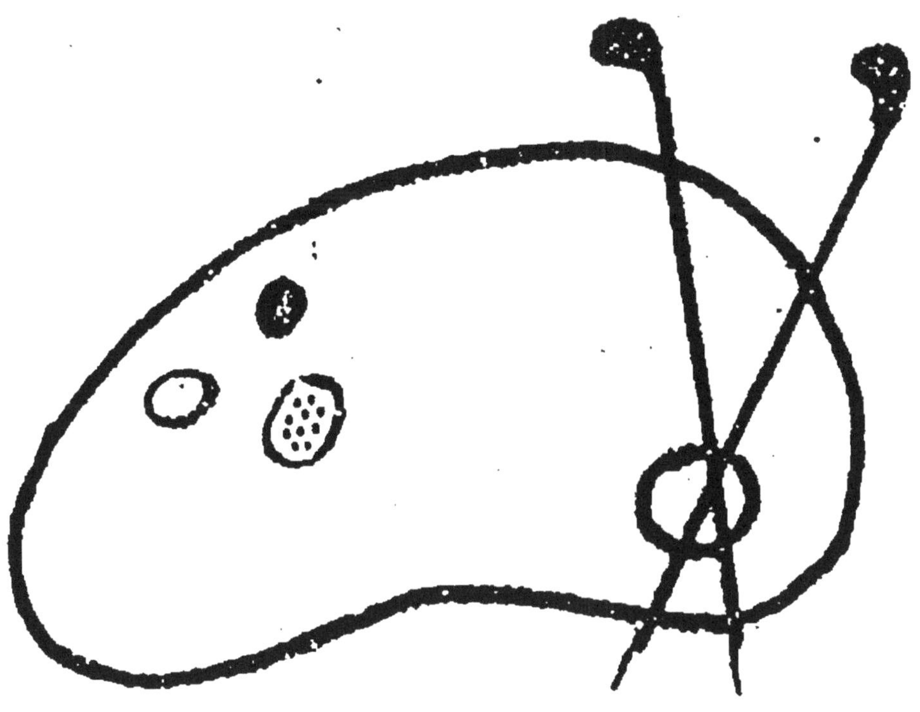

Couvertures supérieure et inférieure
en couleur

HISTOIRE

DE

LA SAIGNÉE

ET DES

RÉVOLUTIONS QU'ELLE A SUBIES

Depuis les temps les plus reculés jusqu'à nos jours,

Accompagnée d'une esquisse historique sur les Barbiers,

PAR

A. PHILLIPPE,

Chirurgien en chef des hôpitaux et professeur à l'Ecole de Médecine
de Reims, membre de l'Académie impériale de Médecine
et de plusieurs sociétés savantes, françaises
et étrangères.

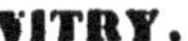

VITRY,

IMPRIMERIE, LITHOGRAPHIE ET LIBRAIRIE DE F.-V. BITSCH.

1855.

AVERTISSEMENT.

Il n'entre pas dans mon plan de faire l'histoire de toutes les questions que soulève la saignée; l'unique but de cet humble travail est d'indiquer l'origine et les progrès de cette opération et de la suivre, dans le cours des siècles, avec tous les perfectionnements que lui ont imprimés les révolutions qui se sont opérées dans les mœurs chirurgicales.

Quoique réduite à ces simples proportions, la tâche que je me suis imposée m'a encore paru immense et bien supérieure à mes forces.

Pour la remplir d'une manière digne de son sujet, j'ai interrogé de rares et précieuses annales historiques, et j'ai demandé aux ouvrages les plus authentiques des renseignements pour la plupart inconnus et de nature à intéresser la curiosité du lecteur.

J'ai pris mon point de départ aux premiers âges du monde, et, descendant la route chronologique qui lie les temps homériques à notre siècle, j'ai traversé successivement la période hippocratique, les Ecoles grecque et arabe, et j'ai puisé dans cette longue odyssée aux sources les plus fécondes et les plus pures.

J'ai décrit, d'après des dessins iconographiques, la figure des instruments variés qui ont servi, aux différentes époques, à la pratique de la saignée, l'appareil et les précautions dont on l'entourait, ainsi que les modes bizarres de son exécution.

Je n'ai pas oublié les naïfs préceptes enseignés poëtiquement au sujet de cette opération par l'illustre Ecole de Salerne, cette première institution de médecine de l'Occident.

Ensuite, j'ai parcouru le dédale de l'inextricable législation du moyen âge, et, après avoir raconté l'histoire piquante des tonstrines de Rome, sous les Césars, j'ai rapporté les lettres patentes de nos rois, leurs édits nombreux, leurs ordonnances sans fin, en un mot, tout ce que les archives nationales renferment d'important touchant les Barbiers qui étaient investis officiellement, par la faveur des souverains de la troisième race, du droit de pratiquer la saignée.

Arrivé à la Renaissance, j'ai parlé de l'invention de la lancette, des querelles ardentes que le schisme introduit dans l'art depuis 1300 ans, par Galien, fit éclater au XVIe siècle, de l'anathème foudroyant de l'Université de Salamanque sur la saignée galénique, de l'arrêt de Charles Quint, et de la réforme profonde que la science médicale, à cette occasion, eut à subir, à l'instar des autres connaissances humaines.

Enfin, j'ai fini par le XVIIe siècle, terme glorieux de perfection auquel, après bien des vicissitudes, la saignée s'est arrêtée. J'ai démontré que là splendeur de la cour de Louis XIV s'était réflétée jusque sur cette modeste opération ; à cette fin, après en avoir narré le cérémonial tel qu'il était usité dans la bourgeoisie et la noblesse, je l'ai suivie jusque dans les alcôves dorées du somptueux palais de Versailles, où elle apparaît au lit du grand Monarque, escortée de toutes les pompes d'une solennité royale.

Quoiqu'éloigné des riches bibliothèques de la capitale, j'ai cependant pu consulter une grande somme de documents, mais je n'ai pu réunir par moi-même tous ceux qui m'étaient indispensables ; néanmoins ils ne m'ont pas fait défaut : deux hommes d'une vaste érudition, M. Daremberg, conservateur de la bibliothèque Mazarine, et M. Malgaigne, professeur à la Faculté de Médecine de Paris, ont bien voulu m'aider de leur obligeant concours en me transmettant, avec une amicale générosité, et avec l'autorisation de les utiliser, les trésors historiques patiemment amassés par eux. Je m'empresse d'acquitter la dette sacrée du cœur, en offrant ici à ces savants confrères l'hommage public de ma vive et sincère gratitude.

CHAPITRE Ier.

L'origine de la saignée se cache dans la nuit des temps, et l'histoire est muette sur le lieu de la naissance et le nom de l'homme qui fut assez téméraire pour tenter l'ouverture des veines et des artères dans le traitement des maladies :

> *Illi robur et œs triplex*
> *Circà pectus erat........*

Des auteurs peu versés dans les travaux d'érudition attribuent l'invention de cette opération à Podalyre, fils d'Esculape, qui était, ainsi que Machaon, son frère, l'un des chirurgiens les plus renommés de l'armée grecque rassemblée sous les murs de Troie (1) ; c'est là un flagrant anachronisme ; la saignée était inconnue à cette époque ; Homère, qui écrivit l'Iliade trois cents ans après la ruine de cette malheureuse cité, n'en dit rien dans ses chants sublimes, et quand il raconte, dans sa lamentable épopée, la mort des guerriers pendant dix ans moissonnés par les blessures ou par les maladies, il n'en fait nullement mention.

Hérodote, qui vivait 500 ans après ce divin Rhapsode, c'est-à-dire 480 avant Jésus-Christ, n'en parle pas davantage dans sa médecine domestique des Egyptiens.

La légende, qui prend trop souvent la place de l'histoire, nous présente les animaux inspirant à l'homme l'idée de cette opération, mais c'est là une hypothèse qui ne mérite aucun examen sérieux, bien que Walbaum cherche à la défendre par de misérables raisons (2) ; ainsi, ce serait d'après les lacérations sanglantes du ventre que se fait l'hippopotame en se vautrant sur les roseaux qui croissent au bord de la mer, que la pensée de la saignée serait venue aux opérateurs d'Égypte ; or, cette assertion est toute gratuite et complètement dénuée de preuves : il est certain que le père de l'histoire n'a pas transmis cette fable à Pline, et si ce grand naturaliste, comme l'ont répétée après lui plusieurs écrivains amis du merveilleux, l'a consignée dans ses ouvrages, il doit en supporter toute la responsabilité.

On ignore donc le lieu et le temps où la saignée est née; il ne faut pas même en attribuer l'invention à un seul homme, et loin qu'on doive la croire venue du pays des Pharaons il faut admettre que plusieurs personnes en ont eu simultanément l'idée dans des pays différents, et qu'elle est partout autochthone ; il est probable, enfin, que les salutaires effets obtenus par les hémorrhagies accidentelles auront engagé l'homme à ouvrir les veines pour combat-

____

(1) Voyez sur cette question Landsberg, *Ueber das Alterthum des Aderlasses*, premier article dans Jamus, deuxième série, tome premier, deuxième cahier, gotha, 1851, pages 101 et suivantes. (*Note de M. Daremberg, in-Oribase.*)

(2) *De venæ sectione*, dans Haller, *disp. chir.*, tom 5, page 480.

tre les maladies, et que la simple observation des hémorrhagies naturelles en ont provoqué l'essai.

Quoi qu'il en soit, la *Collection hippocratique* est le premier monument écrit où l'on trouve une mention positive
de cette opération, et de la manière de la pratiquer ; ce
n'est pas à dire, pour cela, que la saignée y apparaisse
comme une création récente ; en effet, les auteurs de la
Collection n'en parlent que comme de tant d'autres moyens
curatifs acquis depuis longtemps à la science.

Hippocrate, qui florissait 460 ans avant notre ère, rap-
porte que chez les Scythes, dans le cas d'impuissance, on
saignait derrière les oreilles (1). C'est pour blâmer ces
peuples sauvages que le vieillard de Cos parle de leur
manière d'agir qu'il proscrit dans des termes énergiques,
comme devant produire un effet contraire à celui qu'on
se proposait d'obtenir : Thessalus, son fils, rendit à ce
genre de saignée tout le crédit que lui avait enlevé son
immortel père (2).

Les veines ouvertes, au siècle d'Hippocrate, étaient
nombreuses ; c'étaient la veine interne du coude (3) (notre
basilique), les veines du pied, la frontale et les ranines :
dans le *Canon*, on trouve encore qu'on attaquait les veines
du sein et du jarret ; la saignée se pratiquait aussi sur
celles qui rampent autour des régions enflammées ; c'est
donc à tort qu'on a regardé celle-ci comme une conquête
des temps modernes ; on saignait à droite dans les maladies du foie, à gauche dans celles de la rate, de là le nom
de veines hépatiques donné aux veines du bras droit, et
de spléniques à celles du bras gauche (4).

On se servait déjà dans les Écoles hippocratiques de la
ligature, mais ce n'était pas de la *ligature rouge* qui ne
devait paraître dans le monde chirurgical que deux mille
ans plus tard. « *Dans les saignées*, dit Thessalus (5), *les
ligatures hâtent l'écoulement du sang ; trop fortes, elles
l'arrêtent.* »

---

(1) De l'air, des eaux et des lieux, § 20 et 22, hippoc. Edit. Lit.
(2) Id. livre des épidémies.
(3) Du régime dans les maladies aigues.
(4) Epidem. liv. II, secti. IV, 5. — Aphor. Sect. V, 68. —
Epidem. livre VI, sect. VII et liv. V, VI et VII.
(5) Epidem. liv. II, sect. III. — 15. (*Note de M. Malgaigne.*)

Ce serait une erreur de croire que les lancettes étaient connues à cette époque ; il est vrai qu'on lit dans la Vulgate que les prêtres de Baal faisaient des incisions *cum cultris et lanceolis ;* mais ce dernier mot s'applique à des couteaux à deux tranchants, non mobiles sur leur châsse. Le livre du *Médecin* d'hippocrate leur donne le nom de *Macairis,* mot qui signifie un couteau tranchant d'un seul côté.

Après la saignée, si le sang continuait à couler, on couchait le malade, on élevait le membre sur lequel la saignée avait été faite, et l'on appliquait sur la petite plaie une compresse imbibée de vin ; sur cette compresse on plaçait de la laine trempée d'huile, puis on enroulait le bras d'une bande (1). Les hippocratistes étaient moins timorés et beaucoup moins scrupuleux que nous, car ils permettaient de déjeûner à la personne qui devait être saignée.

Chrysippe de Cnide et Erasistrate, qui vivaient 300 ans avant Jésus-Christ, s'élevèrent avec force contre la saignée; malgré leur hostilité, cette première opération fut conservée dans les écoles rivales, dans celle d'Alexandrie surtout, où elle fut pratiquée aux doigts pour la première fois.

Celse, contemporain des empereurs romains Auguste et Tibère, est l'inventeur de la saignée de l'artère temporale ; il la conseillait dans les maladies des enfants et dans la grossesse ; c'est encore lui qui donna le premier le précepte de ne saigner que quand la digestion était accomplie ; il ne saignait jamais au-delà du second *tertiaire (Diatriton)* et préférait la saignée évacuative à la saignée dérivative et révulsive. L'hippocrate latin a encore signalé les périls de cette opération, tels que la piqûre des nerfs qui amène les *convulsions et la mort ;* il ne voulait pas que la veine fut coupée en travers ; quand le sang était noir et épais il le laissait couler et l'arrêtait lorsqu'il était rouge et vermeil (est-ce parce qu'il avait ouvert l'artère ?) Enfin, il pratiquait la saignée en deux temps, à vingt-quatre heures d'intervalle , afin d'épargner les forces du malade ; il se servait d'un instrument appelé *Scalpellus* (1).

---

(1) M. Daremberg. — M. Malgaigne.

Deux cents ans après Celse, Galien mit tout-à-fait en honneur la saignée de l'artère temporale et auriculaire ; il ouvrit même l'artère radiale après un songe dans lequel il en reçut le conseil, ainsi que d'autres artères des membres ; pour arrêter le sang, il avait recours à un pansement qui consistait à appliquer sur la plaie du vaisseau un mélange d'aloès, d'encens et de blanc d'œuf feutré avec du poil de lièvre (1). Comme Celse, il pratiquait la saignée en deux temps, attaquait les veines du bras droit pour les maladies de droite et réciproquement, surtout pour les hémorrhagies, la pleurésie et les maladies de la rate ; cette méthode est devenue la source d'un schisme qui a divisé le monde médical pendant treize siècles. J'en parlerai plus amplement tout-à-l'heure : il saignait au bras pour les maladies de la moitié supérieure du corps, au jarret pour celles de la moitié inférieure, et en dehors du coude pour les maladies de la tête, ce qui a fait donner le nom de veine céphalique au vaisseau de cette région.

Le médecin de Pergame ne saignait pas au-dessous de quatorze ans et au-delà de soixante ; il attendait la saison du printemps lorsque le cas n'était pas trop urgent, et il tirait environ un cotyle de sang (un quart de litre) aux adolescents ; à un âge plus avancé la quantité variait ; ainsi, dans une violente ophthalmie, elle était de quatre et même de six livres dans les vingt-quatre heures, mais cette proportion était moindre à l'époque de la canicule, dans les pays chauds et chez les peuples à constitution molle comme les Gaulois. Dans *les illustrazioni di tutti gli strumenti chirurgici scavati in Ercolana a in Pompei*, M. le docteur Vulpes a décrit et figuré un petit instrument qui, selon lui, servait à examiner le sang pendant la saignée, au temps de Galien ; cet instrument était déjà en usage à Rome au premier siècle (2).

Antyllus commença à briller aussitôt après la mort de Galien (l'an 200 de notre ère), c'est lui qui ouvre la période grecque. On trouve dans Oribase l'extrait des ouvrages

(1) M. Daremberg, in-Oribase.
(2) In-id.

de ce médecin touchant le manuel opératoire de la saignée (1).

Dans la saignée du bras, Antyllus appliquait une bande
roulée au lieu d'une ligature et recommandait au malade
de se frotter les mains ; en parlant de cette saignée il dit :
« *N'attaquez pas le vaisseau par sa partie inférieure, celle
qui se trouve du côté de l'humérus et qui regarde en bas,
mais par la partie supérieure, celle qui est du côté du radius;
on a ainsi un très-beau jet, autrement la saignée est baveuse*
(2) ».

Il est impossible, selon moi, de se rendre bien compte
de la valeur de ce précepte ; le même auteur décrit la
saignée qui se pratiquait sur les veines du front, sur celles
qui rampent derrière l'oreille, sous la langue, au jarret,
aux malléoles ; il indique quelles sont celles qu'on doit
ouvrir, dans quelles circonstances on doit le faire, et
quels avantages ou quels inconvénients peut avoir le choix
de l'une ou de l'autre. Quand il s'agissait de la saignée de
la veine d'un membre, il appliquait des éponges imbibées
d'eau tiède pour faire gonfler le vaisseau ; pour la saignée
de la veine frontale, des ranines et de l'angulaire, la ligature était placée autour du cou, et, pour laisser le larynx
libre, le malade ou un aide interposait la main et c'est sur
elle qu'on serrait la bande ; celle-ci était appliquée au-
dessus du genou dans la saignée du pied, et pour opérer
la distension du vaisseau, il obligeait le malade à se tenir
debout ou à marcher (3) ; c'est à Antyllus qu'on est redevable du bain de pied dans cette sorte de saignée.

La direction et la grandeur de la piqûre ont été parfaitement indiquées par lui. On ne devait faire qu'une
ponction si la veine était superficielle *(punctim)* et couper
celle-ci quand elle était profonde *(cœsim)*.

Cette traduction latine du texte grec, adoptée par M.
Malgaigne, selon un savant commentaire de M. Daremberg, n'implique pas tout-à-fait le sens que lui attribue le
professeur de la Faculté de Médecine de Paris. D'après

(1) Oribaso, Medicin. Collect. Lib. VII. Chap. 7 et chap 11. —
Dézeimeris, t. I. p. 143.
(2) Oribase, note du liv. VII, chap. I, p. 776. (Daremberg.)
(3) M. Malgaigne et M. Daremberg.

l'interprétation du conservateur de la bibliothèque Mazarine, il s'agissait d'abord d'une ponction simple, c'était le
temps élémentaire, puis d'un mouvement qui consistait à
relever la pointe de l'instrument en abaissant la main par
un mouvement de bascule, de sorte qu'on achevait l'incision en coupant du centre à la périphérie. Je n'aurai pas
la témérité de me constituer juge entre deux hommes
aussi érudits ; mais je dois dire que l'explication de M.
Daremberg me paraît justifiée par une scolie du livre
XLIV, chap. II, d'Oribase.

Sous Antyllus, on ouvrait la veine en travers, en long
ou obliquement ; en travers, quand on ne voulait pas re-
nouveler la saignée, attendu que la flexion de l'avant-bras
met en contact les lèvres de la plaie, et en long, lorsqu'on
voulait rouvrir la veine, parce que la même position en
tient les bords écartés.

Cet auteur a écrit, relativement aux causes qui s'oppo-
sent à l'écoulement du sang, des considérations auxquelles
les modernes n'ont rien ou presque rien ajouté ; ainsi, il
donne le précepte de relâcher la ligature trop serrée, de
rétablir le parallélisme en imprimant diverses directions
au membre, d'agrandir l'ouverture si elle est trop étroite,
d'écarter ou d'exciser les flocons graisseux, d'écraser et
d'expulser par la pression les caillots de sang, de verser
autour de la plaie de l'huile et du vinaigre, de placer dans
la position horizontale le malade prêt à tomber en syn-
cope, de lui faire respirer des parfums et de provoquer
les vomissements en introduisant les doigts dans la
gorge.

Antyllus saignait aussi les artères temporales, auriculaires et occipitales. Pour la saignée de ces dernières, il
décrit un procédé que M. Malgaigne qualifie avec raison
d'*abominable*. Diviser l'artère jusqu'à l'os, ruginer celui-ci
de façon à ce qu'il en pousse des chairs, saisir ensuite les
orifices de l'artère entre les mors d'une pince et les fermer, voilà l'opération d'Antyllus ; si on la regarde de près
on y trouve les rudiments de la torsion artérielle intro-
duite récemment dans le domaine chirurgical.

Il est encore le père d'une autre méthode plus raison-
nable et qui s'appliquait à toutes les artères qu'il ouvrait ;
elle consistait à soulever le vaisseau avec une sonde à

deux boutons, qui avait le forme d'une fourche, et à y
faire une incision partielle et petite ; après la saignée, il
attirait le vaisseau au dehors et excisait la partie limitée
par les deux branches de la sonde ; de cette façon les
deux orifices se rétractaient et il n'y avait pas d'hémorrhagie. Si l'on compare ce procédé au premier, on sera
porté à croire que la division totale de la veine avait lieu
dans celui-ci pour faire la saignée elle-même, et non après
cette opération, car c'est là une pratique qu'Antyllus
blâme implicitement en s'arrêtant avec une certaine com-
plaisance sur le second ; le pansement était celui de
Galien.

Les Grecs, pour l'époque que je viens d'étudier, c'est-
à-dire, pour le commencement de la période qui porte
leur nom, ne nous ont laissé presqu'aucun détail sur l'instrument de la saignée ; M. Vulpes donne, comme un Phlébotome grec, un instrument à lame d'argent et à pointe
effilée ; mais il est difficile de croire qu'on pût saigner
avec lui ; l'impossibilité où s'est trouvé M. Daremberg,
dans son voyage à Naples, de toucher les instruments de
chirurgie conservés dans le musée de cette ville, puisqu'ils étaient sous les scellés, l'a empêché de vérifier
par lui-même l'assertion du savant que je viens de citer
(1).

Paul d'Egine, l'une des illustrations de l'Ecole grecque,
se servait, pour la saignée de la veine jugulaire, d'un
instrument appelé *smilion ;* c'était un petit couteau à
double tranchant ; on l'enfonçait par la pointe quand
on saignait la veine frontale, et l'on usait du tranchant quand il s'agissait de la veine jugulaire ; cet auteur
s'écarte de la doctrine d'Hippocrate et de Galien quant au
choix des veines dans les maladies ; il est à remarquer que
cette insurrection contre les préceptes des Patriarches de la
médecine ne date pas de la période grecque, elle remonte
à Celse qui vivait au premier siècle et à Archigène, contemporain, au deuxième, de l'empereur Adrien ; or, elle ne
pouvait pas s'attaquer à Galien qui mourut à la fin de ce

---

(1) Voyez dans le IIIe vol. d'Oribase, liv. XLIV, 11, la scolie et
les notes corresp. (*Daremberg.*)

siècle, mais bien à Hippocrate, antérieur de six cents ans au médecin de Pergame.

L'Ecole Arabique s'éleva, l'an 640 de notre ère, sur les cendres de la bibliothèque d'Alexandrie ; malgré son respect pour le grand Galien, elle prit parti pour la saignée à distance, c'est-à-dire du côté opposé au siège de la maladie; Albucasis, l'un des derniers chefs de cette célèbre Ecole, puisqu'il vivait à la fin du onzième siècle, nous a transmis d'intéressants détails sur la saignée telle qu'elle se pratiquait dans son temps. (1) *« Horum sectio (vasorum in cubito) ad duos erit modos, vel pungendo Phlebotomo myrtino lato, vel olivari ad subtilitatem vergente; vel secundo phlebotomo cultellari (quod Alneshil vocatur). Optimè usus est ad aperienda vasa concava, plena, proluberantia, manifesta, crassa et quœ sanguinem crassum impurum continent; hoc verc scalpellum latum est minùs, et extremitate magis subtile. Optimè usus est ad vasa tenuia secanda, quœ sanguinem tenuem biliosum continent. Hoc phlebotomum (Alneshil) est ad findendum idoncum. Hujus est species lata et subtilis pro ratione amplitudinis vasorum et stricturœ eorum. »*

Malgré son obscurité, ce passage a été interprêté de la manière suivante : le premier instrument de la saignée, employé par Albucasis, était appelé *Alneshil*, terme arabe, qui se traduit par le mot Phlébotome ; il avait la forme d'un couteau et servait à la saignée des artères auriculaires et temporales ; on l'enfonçait sous la peau comme dans l'opération de la ténotomie et en le relevant on divisait le vaisseau et la peau dans l'espace d'un travers de doigt.

L'autre instrument était destiné à la saignée de la veine frontale et s'appelait *Alfas*, en latin *fossorium, securis*; c'était une petite hache surmontée à son extrémité d'une saillie plus ou moins aigüe pareille à la flamme allemande; on appliquait cette saillie sur la veine qu'on ouvrait en frappant sur le dos de l'instrument avec un peigne, plus bas je dirai pourquoi.

---

(1) Albucasis, chirurg. II. Sect. 95, p. 470, 471. Edition Channing.

Albucasis avait trois *Alneshils* ou Phlébotomes pour la saignée du pli du bras: 1° le Cultellaire ; 2° celui à feuilles de myrte ; 3° un troisième qui avait la forme d'une olive. Le Phlébotome à feuille de myrte était une véritable lancette quant à la pointe, mais il était fixe sur son manche ; le Phlébotome, à forme olivaire, était également fixe, mais il avait une pointe plus large ; ces deux instruments agissaient par ponction ; le Cultellaire, qui était concave sur son tranchant, était employé pour les veines immédiatement appliquées sur l'artère ; l'opérateur était désigné sous le nom de *Phlæbotomator*, c'est-à-dire le *Saigneur*.

On ne s'étonnera pas de ce que le *Saigneur* frappait le dos de l'instrument avec un peigne quand on saura que l'opérateur était un Barbier. Je n'ai pas l'intention de dérouler dans toute son étendue l'histoire des Barbiers à laquelle je consacre tous mes loisirs depuis plusieurs années, je ne raconterai donc pas comment ces obscurs artisans ont usurpé le domaine de la chirurgie, les persécutions qu'ils ont fait subir aux Chirurgiens, la discorde qu'ils ont entretenue entre ceux-ci et les médecins, leurs prétentions hautaines, les Edits qu'ils ont arrachés à nos Rois et les manœuvres odieuses à l'aide desquelles ils ont contribué, pendant une période de plus de trois cents ans, à arrêter l'essor de la chirurgie française; ce sera l'objet d'un autre travail qui ne peut encore recevoir le jour.

Je me bornerai, aujourd'hui, à détacher de cette histoire tragi-comique les épisodes principaux, ceux qui se rattachent directement à mon sujet.

« L'usage de se faire la barbe est extrêmement ancien parmi les peuples ; l'art de s'en débarrasser, qui est aujourd'hui si facile, a dû présenter d'abord de grandes difficultés, et, si je n'écrivais que pour l'amusement des lecteurs, leur curiosité serait piquée de l'énumération des différents moyens successivement employés à cet effet.

Théopompe, qui écrivait 380 ans avant J.-C., dit que les Toscans et les Etrusques furent les premiers peuples de l'occident qui commencèrent à faire usage des Barbiers.

A Athènes, leurs boutiques étaient, dans les beaux temps de la République, le rendez-vous des oisifs de la ville qui venaient y recueillir les nouvelles du jour. On peut lire à ce sujet une savante digression de M. Bœttiger, après la cinquième scène de Sabine; d'autre part on trouve dans Théophraste, Plutarque et les Poètes comiques des passages où il est souvent fait mention des Barbiers. (1)

Publius Ticinius Ménas fut le premier qui, à son retour de Sicile, appela des Barbiers à Rome, l'an 454 de sa fondation, et Scipion l'Africain, le premier qui se fit raser tous les jours, 150 ans avant J.-C.

A cette époque, et plus tard encore sous le règne d'Auguste, les Barbiers, qui s'appelaient à Rome les *Tondeurs*, *tonsores*, commencèrent par exercer leur industrie dans la rue, mais bientôt ils eurent des tavernes que l'on appela *Tonstrines*; comme à Athènes, elles étaient le lieu de réunion des fainéants et des nouvellistes. Ainsi que dans la capitale de la Grèce, les tondeurs de Rome étaient curieux et bavards; pas un évènement ne se passait dans leur quartier qu'ils ne fussent les premiers à le connaître, et les premiers à le publier (ceux d'aujourd'hui n'ont pas dégénéré). On doit reconnaître dans ce caractère l'influence de la société singulièrement mélangée qui se réunissait dans leurs tavernes, et, peut-être aussi, le besoin, la nécessité où ils se trouvaient d'amuser les gens qui venaient réclamer leur ministère.

Les Tonstrines étaient très-nombreuses dans la capitale du monde; on en voyait dans tous les quartiers parce que l'immense majorité des citoyens, à l'exception des riches qui avaient chez eux des esclaves tondeurs, se servait des tondeurs publics et venait à la Tonstrine.

Les Tonstrines du bas peuple étaient situées dans la voie *Suburane*; souvent dans celles-ci c'était une femme qui faisait l'office de tondeuse; ces tavernes étaient fréquentées par la plèbe; des esclaves venaient y attendre les enfants qu'ils avaient conduits à l'école, des voleurs en faisaient le centre de leurs trames et de leurs criminels projets, et des femmes perdues venaient y chercher une coiffure qui pût dissimuler les ravages imprimés sur leurs traits par la débauche.

Les Tonstrines d'un rang distingué se trouvaient sur le Forum, auprès de la Græcostase; elles étaient adossées au soubassement de cet édifice et dans le beau quartier des

(1) *Note de l'auteur.*

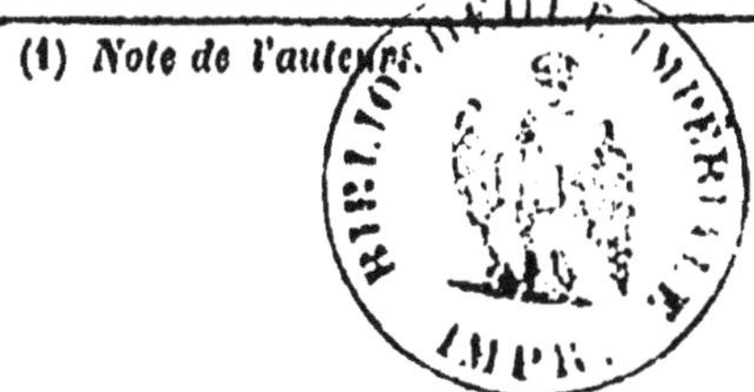

Carènes; c'est là qu'on voyait briller celle de Licinius, l'un des plus célèbres tondeurs de Rome; elle était constamment entourée de monde parce qu'on y voyait une pie qui, d'elle-même et sans avoir été dressée, contrefaisait la parole des hommes, la voix ou le chant des bêtes et jusqu'au son des instruments; cette taverne s'annonçait par un étalage, à l'intérieur, de rasoirs, de petits couteaux et de miroirs; elle était le rendez-vous des efféminés et des dandys de l'époque; ils y passaient une partie de la journée pour se faire arracher les moindres poils qui avaient pu croître la nuit précédente sur leurs joues flétries par l'orgie, et pour tenir conseil sur chaque cheveu; il n'y avait pas un de ces luxurieux qui n'aimât mieux voir l'Empire romain en désordre que sa chevelure, qui ne fût plus soucieux de la toilette de son visage que de sa santé, et qui ne préférât être bien rasé et coiffé plutôt qu'honnête homme.

Avant de commencer sa tâche, le tondeur demandait à son client s'il préférait les ciseaux *(axiciœ)*, le rasoir *(cultrum, novacula)*, ou les pinces *(volsellœ)*, parce qu'il y avait des personnes qui se faisaient tondre, d'autres raser, et d'autres arracher la barbe. De la barbe le tondeur passait à la chevelure, puis aux sourcils qu'il peignait et lissait, aux narines qu'il épilait avec une pâte appelée *Dropax* ou *Psilothrum* et dans laquelle il entrait une résine qui faisait tomber les menus poils sans douleur; de là il descendait aux bras et aux jambes qu'il traitait de même ou qu'il attaquait avec la flamme d'une noix ardente, et qu'il polissait ensuite avec une pierre ponce; il finissait en faisant les ongles; le client se chargeait quelquefois lui-même de ce soin, mais dans la tonstrine même, et avec un petit couteau qu'il achetait au tondeur et qu'il affilait sur une pierre mouillée avec sa salive.

Les tondeurs romains étaient aussi prompts qu'habiles dans leur service et maniaient le rasoir avec une dextérité, une hardiesse et une légèreté de main étonnantes; il est vrai qu'ils faisaient un apprentissage, avec un instrument émoussé, longtemps avant de pratiquer.

Pendant que le maître de la tonstrine exerçait son talent sur la barbe, la chevelure ou le duvet des membres, le client suivait ses diverses opérations dans un petit miroir qu'il avait acheté, et appelait son attention tantôt d'un côté, tantôt de l'autre et le faisait revenir sur les points qu'il avait oubliés ou négligés.

Les tondeurs, comme on le voit, étaient devenus des personnages importants et indispensables à Rome, depuis que l'on n'y portait plus la barbe ni la chevelure; c'était à ce point que quelques années avant l'époque dont je parle, Agrippa, voulant plaire au peuple, fournit gratis, pendant une année de son édilité, des tondeurs pour les hommes et pour les femmes, et que depuis, à la suite de ses triomphes, l'Empereur continua ce genre de libéralité. (1) »

Cette digression n'est pas un hors d'œuvre, comme on pourrait le croire, car elle ouvre la route qui va nous conduire au point où les Barbiers ont mis le pied dans le champ de la Chirurgie.

On vient de voir qu'au premier siècle de notre ère ceux-ci ne faisaient encore que se livrer exclusivement aux opérations de leur profession; mais, en descendant au deuxième siècle, et en arrivant aux premiers Césars, on les voit pratiquer les scarifications et la saignée, sous Galien.

En même temps qu'ils se multipliaient à Rome, ils inondaient Constantinople, au point que Julien l'Apostat, à son avènement à l'Empire, au quatrième siècle, voulant faire de grandes réformes dans son palais, y trouva mille Barbiers. (2).

Telle est l'origine de l'importance de ceux qui ont d'abord fait de la barberie une profession auprès des grands, quand ceux-ci ne voulaient pas se donner la peine do se raser.

Lorsque le luxe eut fait des progrès, la médecine grecque, descendue de sa noble simplicité dans le palais des maîtres du monde, crut avoir besoin de certains ministres pour plusieurs opérations manuelles ; ces ministres furent les Barbiers; ils étaient chargés de raser les parties qui devaient être soumises à une opération, c'est ce qui les mit en rapport plus ou moins immédiat avec les chirurgiens.

Lors de la conquête des Gaules par les Romains, il y en

---

(1) *Note de l'auteur.* — Dézobry, *Rome au siècle d'Auguste.* T. I., lettre XV., p. 358.
(2) Univ. Pittoresque.

eut des légions qui s'abattirent sur nos contrées; ils y restèrent jusqu'à l'invasion des Francs, puis ils disparurent. En effet, ceux-ci portaient la barbe et les cheveux longs comme signe de liberté; cette coutume, qui se répandit chez les peuples conquis, diminua le nombre des Barbiers qui ne furent plus guère appelés que pour couper la barbe et les cheveux quand il s'agissait de réduire quelqu'un à l'esclavage ou à l'état de moine; c'est alors que, condamnés presque à la mendicité, ils associèrent à leur profession celle de baigneurs-étuvistes, parfumeurs *(unguentarii)*, comme dans Rome antique.

Sous Charlemagne, au huitième siècle, l'usage de se raser redevint général et les Barbiers repullulèrent.

En France, dans le moyen âge, les Barbiers n'avaient pas de boutique; ils exerçaient leur métier en plein vent et partout où ils se trouvaient; ils n'avaient que des rasoirs qu'ils opposaient l'un à l'autre à la façon des branches de ciseaux.

Peu nombreux encore au onzième siècle, ils finirent par former une corporation importante; l'Ecole arabe les avait hérités de l'Ecole grecque à laquelle elle succéda, et c'est après l'invention de l'Alneshil par Albucasis qu'ils se servirent de leur peigne pour frapper le dos de l'instrument destiné à la saignée.

Cet usage régnait donc au temps de la splendeur de l'Ecole de Salerne, qui s'ouvrit au XI⁰ siècle, c'est-à-dire aux beaux jours d'Albucasis; l'instrument alors en faveur était désigné sous le nom de *Scalpellum*, par Jean de Milan; ce nom est aussi celui de l'un des instruments de l'illustre auteur arabe; c'est très-probablement, pour ne pas dire assurément, *l'Alneshil*.

CHAPITRE II.

L'école Salernitaine, qui trouve sa place ici, enseigna,
relativement à la saignée, des préceptes publiés en vers
latins, la plupart léonins, par Jean de Milan, poète et médecin, et qui ont été présentés, en 1100, à Robert duc de
Normandie, lorsque ce prince passa par Salerne en venant
de la terre sainte. Je vais en rapporter la traduction fran-

çaise due à Dufour de la Crespelière, qui la fit paraître au XVIe siècle ; la naïveté de ce poème sera, je n'en doute pas, un sujet de délectation pour ceux qui en prendront connaissance.

En parlant de l'âge où l'on doit saigner, le Milanais s'exprime ainsi :

> *Denus septenus vix Phlebotomon petit annus,*
> *Spiritus exit enim nimius per phlebotomiam,*
> *Spiritus ex vini potu mox multiplicatur ;*
> *Humorumque cibo damnum lentè reparatur ;*
> *Lumina clarificat, sincerat phlebotomia*
> *Mentes et cerebrum, calidas facit esse medullas,*
> *Viscera purgabit, stomachum, ventremque coërcet ;*
> *Puros dat sensus, dat somnum, tædia tollit,*
> *Auditus, vocem, vires producit et auget. etc., etc.*

> Monsieur le Barbier de Saint — Cosme, (1)
> Que j'estime plus qu'un Phâtosme,
> Retiens ce que l'Ecole dit,
> Afin de te mettre en crédit ;
> Qu'on ne fasse pas de saignée
> Avant la dix-septième année,
> Ou selon d'autres jusqu'au temps
> Qu'on est âgé de quatorze ans :
> C'est Galien, dedans sa méthode,
> Qui nous enseigne cette mode ;
> D'autant, dit ce grand médecin,
> Qui gouvernait malade et sain,
> Que leur substance estant humide,
> Chaude et d'elle mesme fluide,
> Elle se dissipe aisément,
> Sans qu'on les saigne nullement ;
> Pourtant devant quatorze années
> L'on fait souvent bien des saignées ;
> Mais l'on tire si peu de sang,
> Que, pour dire le vray tout franc,
> Je ne voy rien du tout qu'on craigne
> Pour un petit enfant qu'on saigne ;
> Au contraire il s'en trouve bien,
> Sauf le sentiment de Galien,
> Puisqu'un auteur, qui point ne gabe,
> Nous dit qu'Avenzoar arabe,
> Qui saigna son fils de trois ans,
> Luy sauva la vie en ce temps.

Passant à la désignation des jours dangereux pour la

---

(1) Les Barbiers exploitaient largement la saignée au onzième siècle. (*Note de l'auteur.*)

saignéé et des mois où il faut la pratiquer davantage, cet auteur dit :

... Tres sunt istis Maïus, September, Aprilis,
Et sunt lunares, sunt velut hydra dies.
Prima dies primi, postremaque posteriorum,
Nec sanguis minui, nec carnibus anseris uti.
Sit senium atque juventa licet, si sanguis abundat,
Omni mense probè confert incisio venæ;
Hi sunt tres menses, Majus, September, Aprilis,
In quibus eminuas, ut longo tempore vivas, etc., etc.

Le mois d'Avril, Septembre et May,
Si Jean de Milan nous dit vray,
Sont appellez des mois lunaires ;
Ou jours ne sont point salutaires
Pour saigner animaux humains,
Qui ne sont pas quelquefois sains ;
Car chaque jour est remarquable,
Comme est un hydre épouvantable
Qui des testes toujours produit
Plus qu'on n'en couppe jour et nuit ;
De mesme, lorsque la saignée
En ces jours n'est point épargnée,
Le mal devient si dangereux
Qu'au lieu d'un seul il en vient deux.

. . . .

Or, ces jours sont, pour dire vray,
Le premier jour du mois de may,
Qu'on ne saigne homme ny pécore,
Et les deux derniers jours encore
Du mois de septembre et d'avril

. . . .

Puisqu'en ces jours il n'est point d'astres
Qui puissent causer de désastres
Soit en saignant soit en purgeant
Un homme avec soin diligent,
Quoyque les Barbiers de village,
Faute de savoir et d'usage,
A ces *dictums* ajoutent foy,
Comme aux articles de la loy,
Croyant que c'est chose mal saine
Que d'ouvrir en ces jours la veine.
Ainsi les faiseurs d'almanachs
Ne sont pas moins sots en ce cas,
Qui marquent avec impudence,
Suivant les points de leur créance,
Les jours qui sont bons ou mauvais,
Revelez par l'ange de paix
A Joseph, quoyque l'Escriture

N'ait rien dit de cette aventure.

. . . .

Pour suivre cette droite voye,
Fais ouvrir la veine du foye
Durant les mois de may, d'avril

. . . .

En septembre, vers la ratelle
Ouvre la veine salvatelle,
Car l'âtre bile, par raison,
Régnant plus en cette saison
Qu'en tout autre temps de l'année,
J'estime utile la saignée
Qu'ordonne un docte médecin
Du costé gauche à cette fin.

Jean de Milan traite ensuite la question des préliminaires de la saignée dans ces termes :

Hæc facienda tibi quandò vis phlebotomare
Vel quandò minuis, fueris vel quandò minutus,
Unctio sive lavacrum, et potus, fascia motus,
Debent non fragili tibi singula mente teneri. etc.

Il faut qu'en tout tu te proposes
De bien observer ces cinq choses,
Devant, après et dans le temps
Que par un barbier tu prétens
De te faire picquer la veine.
En premier lieu prens donc la peine
D'huille ou quelque chose de gras
De te faire frotter au bras
La seule place désignée
Où l'on doit faire la saignée ;
Le vin est encor nécessaire
Pourveu que l'on n'en prenne guéro,
Car il corrobore le cœur
Qui pourroit tomber en langueur
Ou quelque rude défaillance,
Et mesme, par son excellence,
Il produit des esprits nouveaux
Et d'autre sang dans les vaisseaux ;
Mais il faut aussi que l'on hume
Un bouillon selon la coustume,
Qui soit rafraichissant et bon
Avec veau, volaille et mouton.
En outre il faut que la saignée
Du bain d'eau soit accompagnée,
Selon un médecin savant,
Deux ou trois jours auparavant.
La friction est salutaire,

Mesme pour lors est nécessaire,
Par là l'on attire l'humeur
Qui fait au bras une tumeur,
D'où sort le sang, quand on la perse ,
Comme l'eau d'un pot qu'on renverse.
  Mais au-dessus de l'ouverture
Que l'on fasse la ligature,
Pour faire enfler la veine mieux
Pour la rendre plus grosse aux yeux
Et pour aussi par ce bandage
Attirer l'humeur au passage ;
Mais, afin d'arrester le sang,
La compresse vient à son rang.
  Enfin, il faut qu'on se promaine
Lorsque l'on doit ouvrir la veine,
Aussi bien devant comme après ;
Devant on le l'ordonne exprès
Pour dissoudre l'humeur mauvaise
Qui met ton corps mal à son aise
Et qui te donne du soucy,
Et pour l'exténuer aussi ;
Après pour dissiper le reste ,
Afin que rien ne te moleste;
Mais il faut qu'on tel mouvement
Surtout soit fait modérément :
Pourtant un homme trop malade
Est exempt de la promenade,
Mais, en le saignant, que sans fin
Il tienne un baston à la main
Et le presse de bonne sorte
Pour que le sang plus viste sorte.

Le bâton dont il vient d'être question n'est 'donc pas,
ainsi que le dit M. Malgaigne , de l'invention de Gui de
Chauliac : celui-ci n'avait fait que l'emprunter au temps
dont il s'agit.

Arrivant à l'exécution de la saignée, le Milanais termine
par ces vers :

Fac plagam largam, mediocriter ut citò fumus
Exeat uberiùs, liberiùsque cruor.

Quand on saigne une créature
Qu'on fasse moyenne ouverture
Longue d'un grain d'orge à peu près ;
Le sang en coule mieux après,
Et la vapeur ou la fumée,
Qui, dans la veine est enfermée,
Sort aussi plus abondamment,

Et s'exhale plus librement:
Au contráire, quand l'on essaye
A faire une petite playe,
Le gros sang et le plus mauvais
Demeure dans le corps après.
Mais s'il arrive par hazard
Que le jeune ou bien le vieillard
Soit d'une nature débile,
Je trouve qu'il et plus utile
De ne faire qu'un petit trou
Par où le sang sortira prou.

La *collectio salernitana*, publiée à Naples en 1854 sous les auspices de MM. Henschel, Daremberg et de Renzy, renferme un poème attribué à *Reginaldus* où l'on retrouve beaucoup des idées qui figurent dans l'ouvrage que je viens de citer; ce poème se compose de 582 vers et commence ainsi :

Cùm sint perpauci qui nolint phlebotomari,
   Pluribus utilior iste libellus erit.
Omnibus omne quod est opus observare minutis
   Distinctum totum continet istud opus.
Phlebotomia quidem permultis utilis extat.
   Si modò multimodis docta sit illa modis.
Phlebotomia venit permultis causa salubris
   Ægraque permultis phlebotomia venit.
Si fiat ritè, si rectè cuncta gerantur
   In multis causis causa salubris erit.
Sed si non rectè, nec ritè singula fiant,
   In multis causis fit mala causa malis.

J'ai cité les passages les plus remarquables de Jean de Milan qui donne encore au malade le conseil de dormir une heure après la saignée et de prendre ensuite un bouillon, un œuf mollet ou une cuisse de volaille. Le même auteur défend, après cette opération, le lait, le fromage, le vin, les drogues d'apothicaires et le froid; il prescrit enfin la saignée du côté droit au printemps et dans l'été, et, du côté gauche, en hiver et en automne; dans le premier cas, parce que le foie est malade, et, dans le second, parce que c'est la rate.

Æstas, Ver dextras; Autumnus Hyemsque sinistras
Quatuor hæc membra hepar, pes, cepha, cor vacuanda:
Æstas hepar habet, Ver cor, sicque ordo sequetur.

Le poème, dont je viens de donner seulement quelques extraits, contenait 1239 vers dont il ne reste plus que 373 qu'Arnauld de Villeneuve a publiés le premier. Tantôt intitulé *Medicina Salernitana*, tantôt *Regimen Sanitatis Salernitanæ*, tantôt *Flos Medicinæ*, est répandu aujourd'hui sous le nom *d'Ecole de Salerne :* cette ville obtint autrefois le surnom *d'Urbs Hippocratica*, comme consacrée à l'étude d'Hippocrate.

Ce livre, dont il existe beaucoup d'éditions avec de volumineux commentaires et diverses traductions, est une espèce d'hygiène à l'usage des gens du monde et contient, au milieu de ses absurdes prescriptions, des observations vraies et fondées. Plusieurs vers sont passés en proverbes et font sentence. Le médecin L. Martin l'a travesti en vers burlesques, Paris, 1653, in-4°; 1654, in-12. Bruzen de la Martinière l'a paraphrasé en vers français, Paris, 1753, in-12. Les meilleurs notes sur *l'Ecole de Salerne* sont celles de Rene Moreau, Paris, 1625, in-8°. Le docteur anglais Akerman en a publié une nouvelle édition latine, à Londres, en 1792, précédée d'une notice intéressante sur le Collège de Médecine anciennement établi à Salerne. Le docteur Andry, de la Faculté de Paris, a soutenu, dans le *Journal des Savants*, de novembre 1724, que *l'Ecole de Salerne* avait été composée par Tusa et Rebecca Guerna, deux dames célèbres par leur savoir et qui se sont autrefois signalées à Salerne par leurs écrits. Cependant la plupart des critiques sont d'accord pour attribuer l'ouvrage en question à Jean le Milanais. Je laisse là cette question pour rentrer dans mon sujet.

On lit dans le conte célèbre du Barbier de Bagdag des Mille et une Nuits, dont une date fort précise semble fixer la composition à l'an 1255, que le Barbier, appelé en ville, apportait ses rasoirs et les instruments de la saignée, puis une boîte d'onguents ; en outre, il avait dans sa trousse un Astrolabe a l'aide duquel il prenait la hauteur du soleil, s'assurait que Mars étoit en conjonction avec Mercure et en concluoit que l'heure était favorable à son opération ; ces pratiques astrologiques venoient des Egyptiens.

On trouve dans Joinville que lors de l'expédition de Saint-Louis en terre sainte, en 1270, les Barbiers du camp chrétien excisaient les gencives des soldats frappés par une épidémie de scorbut.

Mais avant que les Arabes eussent livré la saignée aux Barbiers chrétiens, une autre innovation, propre cette fois à l'Occident, l'avoit mise entre les mains des femmes : une Ballade qui raconte la mort de Robin Hood, le fameux archer de Walter-Scott, nous montre la saignée ainsi pratiquée par les religieuses au commencement du treizième siècle ; « *l'abbesse, sa cousine, lui ouvrit la veine de sa main de lys* (c'était probablement l'artère), *et la nuit il mourut.* »

C'est à cette époque que le mot *lancette* fut prononcé pour la première fois dans le langage chirurgical; mais, afin de prévenir toute confusion, je dois dire que l'instrument qui porte aujourd'hui ce nom ne devait naître que trois cents ans plus tard. Freind, qui cite un passage de Guillaume le Breton, aumonier de Philippe-Auguste, et qui écrivait vers 1220, dit : *Lanceola dicitur subtile ferrum cum quo minutores aliqui pungendo venam aperiunt in minutione, aliqui cum phlebotomo venam percutiunt.* L'instrument dont il s'agit était-il encore l'Alneshil d'Albucasis? c'est probable, si l'on en croit les auteurs du siècle suivant, entr'autres Gui de Chauliac.

Les femmes étaient encore en possession de la saignée quelques années plus tard, sous le règne de Philippe-le-Bel, comme on peut s'en convaincre par l'édit suivant :

« *Nous défendons et inhibons que dedans la ville et vicomté de Paris, nuls chirurgiens ou chirurgiennes ne puissent exercer l'art de chirurgie soit publiquement ou en privé s'ils n'ont été préalablement examinés par les chirurgiens jurés à ce expressément appelés. Chose de prime face estrange et toutesfois excusable si par nos anciens Romans nous trouvons que nos chevaliers ayans été casuellement blessés par la campagne ils avaient recours aux plus proches chasteaux dedans lesquels ils trouvoient leur guérison par le ministère de preudes dames et damoiselles.* » (1)

Au surplus, les occidentaux continuèrent l'observation des astres recommandée par l'Ecole Arabe pour tout ce qui pouvait être différé dans le traitement des maladies et surtout pour la saignée ; Arnauld de Villeneuve, qui vivoit à la fin du treizième siècle, en imposa formellement la loi dans un ouvrage où il traite des jours favorables à cette

____

(1) Etienne Pasquier, Liv. 9. P. 958. — (*Note de l'auteur.*)

opération, et Gui de Chauliac, au quatorzième siècle, y attachait la même importance.

L'opération de la saignée, à la fin du treizième siècle, différait un peu de ce qu'elle avoit été dans le commencement. Elle a été pratiquée ensuite d'une manière invariable pendant tout le cours du quatorzième. Voici en quoi consistoit son mode d'exécution : si le malade étoit faible, on lui donnait une soupe au vin ; s'il s'agissoit d'une femme, on enlevait sa ceinture ainsi que les bracelets et les bagues dont la pression pouvoit s'opposer à l'écoulement du sang ; puis on appliquait la ligature (ce n'étoit pas encore la rouge). Ensuite on saisissoit l'instrument avec deux ou trois doigts ; selon Arnauld de Villeneuve, quelques médecins employaient un phlébotome portant à l'extrémité une dent aigüe qui s'élevait du tranchant comme une dent de scie ; cette dent accrochait la veine comme un hameçon ; d'autres avoient un phlébotome terminé par une pointe déliée qui se continuait en ligne droite avec le reste de l'instrument.

Lorsque la veine étoit ouverte, Gui de Chauliac faisait tousser le malade, lui frappait de la main entre les deux épaules, puis il plaçait dans sa main un bâton dont l'extrémité s'appuyait sur le sol ; dans les œuvres d'Ambroise Paré, éditées par M. Malgaigne, on voit une gravure tirée d'un vitrage, où la saignée est représentée comme je viens de la décrire ; c'était la continuation de la coutume de l'École de Salerne.

Lorsque la saignée étoit terminée, on inspectait très-scrupuleusement le sang et on agitait sérieusement, après cet examen, la grande question de savoir s'il était bon ou mauvais.

« *Il suffit au chirurgien*, dit le bon Gui, *de résiouir le saigné en disant que la saignée a été bonne, d'autant que si le sang tiré est bon c'est signe que celui qui reste est meilleur, et s'il est mauvais, est bon qu'il soit dehors.* »

Gui fut l'oracle des Barbiers et des Chirurgiens pendant près de deux cents ans pour la saignée.

Pourtant, si les Barbiers exploitaient le domaine chirurgical, ils n'y avoient pas encore été autorisés par la sanction royale comme on peut s'en convaincre par les défenses qui leur furent faites par Philippe-le-Bel, en 1301.

« L'an 1301, le lundi après la mi-aoust, furent semons tuit li Barbiers qui s'entremeclent de Cyrurgie, dont les noms sont çi-dessoubs escripts et leur fust deffendu, sus peine de corps et d'avoir, que cil qui se dient cyrurgien Barbier, que ils ne ouvreient de l'art de cyrurgie devant ce que ils soient examinez des mestres de cyrurgie, sçavoir mon se ils sont souffisants et idoines audict mestier faire.

Item, que nul Barbier, se ce n'est en aucun besoing d'estancher le bléié, ne se pourra entremectre dudict mestier, et sitôt qu'il l'aura estanché et affaitlé, il le fera sçavoir à Justice, c'est à sçavoir au Prévost de Paris ou à son lieutenant, sus la peine dessus dicte.

C'est l'ordenance de l'intitulement des Registres des mestiers et marchandises de la ville de Paris. » (1)

Voici les usages qui réglaient à cette époque les fonctions des Barbiers : comme dans les autres communautés, ils avoient une bannière ; cette bannière étoit semée de fleurs de lys d'or, avec l'image de Sainte-Catherine, encadrée dans une roue de rasoirs ; leur enseigne portait des flûtes, des peignes et des ciseaux, tel étoit leur blason ; ils jouaient de la flûte quand ils accompagnaient les Epousées au Moustier, et c'étaient eux qui les peignaient ou qui leur coupaient les cheveux. Comment donc, sans parler de l'appel qui leur fut fait par les médecins, firent-ils leur entrée dans le sanctuaire de la Chirurgie ?

« Parce que nos ancestres se faisoient ordinairement non tondre, ains raire leur barbe, comme pareillement de fois à autres, leurs cheveux, en quoi le razoüer estait nécessaire aux Barbiers, aussi commencèrent-ils de s'aprivoiser du médecin, par les saignées qu'il ordonnait, et, en après, d'enjamber petit à petit, sur l'estat du chirurgien. » (2)

A l'époque à laquelle je suis arrivé, les Chirurgiens occupés de l'exercice de la médecine entière avoient, en quelque sorte, prêté la main à cet envahissement de leurs

---

(1) Etienne Pasquier, liv. 9, chap. 32. Claude Malingre. Antiq. de Paris, in-f°, t. 1, p. 201. (*Note de l'auteur.*)

(2) Etienne Pasquier (*Note de l'auteur*).

privilèges, en confiant, par une insouciance dont ils eurent à se repentir amèrement dans la suite, *aux servants*, ce qu'un esprit un peu trop fier pouvait trouver d'humiliant dans leurs fonctions. *« Jam scivistis*, dit Lanfranc, qui avait été chassé de Milan par Matthias Visconti , au temps de la guerre des Guelfes et des Gibelins, *quòd propter nostram superbiam phlebotomia barbitonsoribus sit relicta. »* (1)

Le roi Charles V, qui était de la confrérie de St-Cosme et St-Damiens, inclina ostensiblement vers les Barbiers, en les exemptant du guet par ses lettres patentes du mois de mars 1365, mais sa bienveillance à leur égard éclata dans toute sa libéralité dans l'ordonnance du mois de décembre 1375 qui porte : Art. 5. *« Ils ne doivent faire aux jours défenduz, aucune chose de leur dit mestier, fors de saingnier et de pugnier (saigner et peigner), en paine de, assavoir, II sols à nous, II sols audict maistre et XII deniers à la gardé du mestier, c'est assavoir au Lieutenant.*

» Art. 6. *Aucun Barbier ne doit faire office ou œuvre de barberie aux V festes de Nostre Dame, St-Cosme et St-Damiens, la Thiphanie (l'Epiphanie), aux IV festes solempnels, et ne doit pendre bacins aux féries de Noël, de Pasques et de la Penthecôte, sur la ditte paine d'amende de V sols, pour être distribuez comme dict est. »* (2)

Dès qu'un médecin arrivait près d'un malade, il demandait un Barbier qui paroissoit avec les manches retroussées, tenant dans les mains des poilettes de terre qui coûtoient chacune un denier , lesquelles poilettes étoient jetées avec le sang ; (3) mais c'étoit seulement à défaut de Chirurgiens qu'on devoit s'adresser, selon l'ordonnance royale de Charles V, aux Barbiers. *« Ils sont envoyés querre,* dit une seconde ordonnance d'octobre 1372, *par nuict, à grant besoing en défaut des mires surgiens. »* (4)

Des articles supplémentaires furent ajoutés plus tard par

---

(1) Orig. de la chirurgie, p. 116. — M** de la Biblioth. royale intit: *Ars Medica. (Note de l'auteur).*

(2) Trésor des Chartes, reg. 102, pièce 186. — Ordonn. des rois de France, t. 5, p. 441. *(Note de l'auteur).*

(3) Registre de Saint-Cosme. Vol. C. p. 21.

(4) C'est le nom que portoient alors les chirurgiens.

Charles VI à ceux qui précèdent; ils portaient:

Art. 13. « *Tous les Barbiers qui saingneront gens avant disner, seront tenus de geler le sanc de ceus qui auront esté saignés de dans une heure après midy, et se aucuns par nécessité de maladie ou autrement, se font saignier après midy, ils seront tenus de geler ledit sanc de dans deux heures après ce qu'ils seront saingniés, sus paine de la dicte amende de V sols.* » (1)

Donné à Paris, au mois de may, l'an de grâce 1383.

Non-seulement les Barbiers de Paris obtinrent le privilège de la saignée, mais ceux même de la province ne tardèrent pas à jouir de ce droit; les Barbiers de Carcassonne sont les premiers à citer. Une ordonnance de Charles VI, du 9 décembre 1400, confirme leurs statuts dans les termes suivants: art. 3. « *Que d'ici en avant aucun Barbier ou barbière* (on voit que les femmes saignaient encore au XVᵉ siècle), *garçon ou garçons n'entreprennent de saigner aucune personne, sinon en bonne lune ou bien en cas de nécessité comme pour chûtes, froissemens de membres ou de corps, ou pour esquinancie, ou pour semblables maladies, ou par le conseil et mandement de physiciens* (on appelait ainsi les médecins de cette époque), *et qu'aucun n'ose tenir devant sa maison ne aux environs pour saigner aux jours auxquels la lune ne serait pas bonne, des écuelles ou autres ustensiles pour saigner, sous peine de dix sols tournois d'amende.* » (2)

Les statuts pour la communauté des Barbiers de Tours diffèrent peu de ceux qui ont été ordonnancés par Charles V.

Le 18 décembre 1407, le bailli de Rouen fit dresser des statuts *pour le métier et science de barberie* de cette ville, portant que l'examen de l'ouvrier barbier se fera chez chacun des trois gardes dudit métier. « *L'ouvrier y passera huit jours à ses dépens et fabriquera une lancette, laquelle sera examinée par douze maîtres; si elle est trouvée bonne et que les gardes jurent qu'il l'a faite lui-même et sans aide, il sera nommé Juré Maître, en payant trente sols pour ses compagnons.* »

---

(1) Trésor des Chartes, Reg. 123, p. 72. — Ordonn. des rois de la 3ᵉ race, t. 7, p. 15. Charles VI.

(2) Trésor des Chartes, Reg. 155, p. III, XXV (*Note de l'auteur.*)

Art. 10. *Il ne fera service du métier (excepté saigner et peigner), les dimanches, les cinq fêtes de Notre Dame, le jour de l'an, les fêtes de Noël, des Rois, de Toussaints, de l'Ascension, du Saint-Sacrement et de Saint-Jean-Baptiste, si ce n'est par congé des gardes.*

Art. 11. *Il ne pourra mettre bassins pendant les jours de Noël, Pâques, Pentecôte et les deux jours suivants, ni les jours de Saint-Jean-Baptiste, de Saint-Pierre et des Morts.*

Art. 12. *Il ne pourra mettre sang en écuelle hors la salle de son hôtel, ni garder sang au-delà de l'heure de nonne, si ce n'est par permission des gardes.*

Pour remédier aux abus qui s'étaient introduits dans le métier de barberie à Toulouse, les capitouls dressèrent des statuts et supplièrent le Roi Charles VII de les ratifier, ce que fit le monarque par des lettres du mois d'avril 1457, dont voici le sommaire : « *Celui qui voudra être reçu maître et tenir son ouvroir en ladite ville, doit faire quatre lancettes neuves, une pour chaque Baile ; si elles sont bonnes, il sera interrogé sur la chirurgie. Ensuite les Barbiers lui feront faire, en leur présence, une barbe et une saignée, et s'il n'est jugé suffisant, il sera refusé et ne sera admis à un nouvel examen qu'après un an ; le sang des saignées ne sera jamais exposé à la vue dans les boutiques.* »

Le temps n'était pas éloigné où les Barbiers allaient accaparer la chirurgie tout entière ; qui pouvait assurer alors que la saignée ne serait pas faite dans de mauvais jours ? Il fallait donc conjurer les périls qui résulteraient de cette inopportunité. A cet effet, Colmet Candillon, le premier valet de chambre barbier de Charles VII et le grand organisateur de la Barberie en France, avait déjà songé à parer à ce grave inconvénient, et, dès l'année 1427, dans la même ordonnance qui l'instituait chef des Barbiers du Royaume, il avait fait insérer un article en vertu duquel, pour le bien de la chose publique, il était tenu, pour que chaque barbier connût les époques favorables à la saignée, « *de bailler à tous les barbiers du royaume tenans ouvrouër la copie de l'Armenac (l'Almanach), faict de l'année, par ainsi que chascun d'eulx qui le voudra avoir luy sera tenu de payer par chascun an la somme de deux solz six deniers Parisis.* »

Dans cet *Armenac* les Barbiers trouvaient l'indication des jours favorables ou contraires à la saignée et aux ventouses. Les lettres scellées, qui conféraient aux Barbiers le droit d'exercice, ne leur coûtaient que cinq sols, l'Almanach se payait donc moitié du prix du diplôme.

Ces conseils d'astrologie se trouvent encore consignés dans plusieurs almanachs populaires, notamment dans le Messager Boiteux de Bâle, où des signes hiéroglyphiques se trouvent mêlés à l'image des différentes phases de la lune, avec des figures planétaires et les signes du Zodiaque ; les médecins d'aujourd'hui, avec raison, ne croient plus à ces chimères, mais elles ont toujours du crédit chez quelques naïves personnes de la campagne, et cette déplorable thérapeutique fait encore autorité sur la moitié du globe.

En janvier 1461, grâce au crédit de leur confrère Olivier-le-Daim, favori de Louis XI qui l'avait fait comte de Meulan, les Barbiers obtinrent confirmation des lettres de Charles VII et l'autorisation de prendre le titre de *Barbiers-Chirurgiens* ; en même temps Louis XI ratifia les statuts et privilèges accordés par son père aux Barbiers de Chartres, par une ordonnance envoyée au bailli de cette ville; de plus, il confirma la concession faite aux Barbiers de Poitou, par Charles VII et par Jean, duc de Berry et d'Auvergne, des privilèges qui avaient été accordés aux Barbiers de Paris (1). Ces lettres confirmatives sont adressées aux Sénéchaux de Poitou et de Saintonge, au Bailli de Touraine, des ressorts et exemptions d'Anjou, du Maine, et au Gouverneur de la Rochelle (2).

Au mois de mars 1476, ce même prince confirma encore les immunités accordées aux Maîtres-Chirurgiens et Barbiers de la ville de Beaune par lettres patentes dont voici les dispositions principales : Art. 1. « *Et sera tenu de faire lesditz quatre jours durans chiez chascun desditz maîtres, ung fer de lancèle bien tranchant, bien poignant pour bien doulcement et seurement seigner en tous les lieux que l'on doit seigner sur corps d'homme et de femme.*

---

(1) *Ordinationes Barbinæ*. — Reg. coté D, fol. CCXXII. — Trésor des Chartes. Reg. 198, p. 41. (*Note de l'auteur.*)

(2) Transcrites sur le livre bleu du Châtelet de Paris, folio 176, verso.

» Art. 2. *Après l'espreuve ainsi faicte, il sera examiné desditz maistres sur le fait des seignées et cyrurgies, savoir s'il scet l'art et la mesure de bien saigner, et là où gisent les veines où l'on doit seigner, à quoy elles servent, et quant il fait bon seigner et quant les seignées sont nécessaires et quant non, et en quel temps est bon pour seigner et sur autres choses que ung barbier tenant ouvrouër doit savoir nécessairement pour le prouffit commun, et s'il n'est ydoine et souffisant il ne sera point passé pour tenir ouvrouër.* » (1).

En mars 1483, Charles VIII publia à Tours une ordonnance qui ratifiait les lettres patentes de ses prédécesseurs relatives aux privilèges du premier barbier du Roi ; en 1485 il accorda, à l'instigation de Guillemin Guérard, écuyer et premier barbier d'alors, des lettres semblables aux Barbiers de Poitiers, confirma, en 1489, les privilèges de ceux d'Orléans, et en 1497, les statuts de ceux de Narbonne.

Aussitôt son avènement au trône, qui eut lieu en 1498, Louis XII ratifia les statuts des Barbiers d'Angers, en 1501, ceux de la Barberie de Châlons-sur-Saône, et renchérissant sur les monarques ses ayeux, il ordonna, le 22 novembre 1512, que les Barbiers de Blois seraient exemptés de payer les droits de maîtrise et de faire le chef-d'œuvre ; puis, enfin, à la sollicitation de son premier barbier valet de chambre, il confirma, au mois de septembre 1513, les règlements des Barbiers de Paris (2).

On trouve, dans un livre italien très-rare du XVI* siècle (3), que M. Daremberg a eu la bonté de sortir de sa riche bibliothèque pour me le confier, l'énumération des qualités qu'on exigeait, à cette époque, d'un barbier qui se destinait à la pratique de la saignée.

· Voici la traduction de cet ouvrage dont je suis redevable à l'obligeance de M. Hédouin de Pons-Ludon, notre savant compatriote :

---

(1) Monum. historiques, histoire de Louis XI. (*Note de l'auteur.*)

(2) *Note de l'auteur*). — Ordonn. des Rois de France.

(3) Discorsi di Pietro Paolo Magni, Piacentino, sopra il modo di sanguinare attaccar le sanguisughe et le ventose far le fregagioni et vessicatorij à corpy humani di Nuovo Ristampato ad Istanza di Pietro fetti libraro in Parione. In Roma per Iacomo Mascardi con licenza de superiori. 1613.

« L'art du Barbier est un des plus utiles et des plus nécessaires à la vie de l'homme, mais c'est aussi l'un des
plus dangereux, attendu qu'il peut, avec la lancette ou le
rasoir, donner la mort à quelqu'un ou l'estropier de quelques membres, ce qui fait qu'on doit exiger de ces artisans une grande rectitude de jugement et beaucoup de cir-
conspection. Il importe donc de faire connaître les qualités
qui doivent distinguer celui qui veut exercer cet art avec
honneur.

Le Barbier, avant tout, doit avoir la crainte de Dieu qui
est le principe de toutes sciences.

Il doit être prompt et diligent parce que toutes ses opérations sont fastidieuses et désagréables ; par conséquent,
plus il opérera vite et plus il plaira.

Il faut encore qu'il soit soigné dans sa mise, mais sans
recherche et sans affectation ; qu'il soit affable et modeste,
poli, et qu'il ne se livre jamais à des propos obscènes ou à
des gestes indécents.

Il ne doit pas se charger de parfums ni exhaler une
odeur repoussante. Pour éviter ce grave inconvénient,
non seulement il est nécessaire qu'il entretienne sur lui une
exquise propreté, mais il doit encore renoncer à l'usage
d'aliments capables de corrompre la pureté de son haleine ;
pour ce motif il devra donc être sobre afin de conserver
aussi l'équilibre et l'intégrité de ses fonctions intellectuelles
indispensables à l'accomplissement régulier de ses devoirs.

Sa vue devra être parfaite et sa main très-légère ; il
saura bien tondre et laver la tête, faire les tonsures grandes et petites, accommoder la barbe à la coupe du visage,
et l'harmoniser avec la tenue et la condition sociale de ses
clients ; car selon qu'elle sera cultivée avec goût ou négli-
gée la barbe fera paraître l'homme beau ou disgracieux.
Enfin, le Barbier maniera le rasoir avec élégance, et devra
le promener sur le visage de manière à n'amener ni la fa-
tigue ni l'ennui.

Pour toutes ces raisons, on comprendra combien on
pèche aujourd'hui en confiant à des hommes ignorants ou
à des Étuvistes l'art de la barberie si important aux na-
tions ; aussi les Français ont-ils droit à nos éloges en n'en
permettant l'exercice qu'à ceux qui ont pris leurs grades

en Chirurgie, attendu que la saignée est la plus essentielle et la plus belle des opérations de cette science. »

On vient de voir que la saignée, au moyen âge, était confiée dans toute la France, par les Edits royaux, aux barbiers. Si je ne devais pas me renfermer dans les bornes étroites de mon sujet, je démontrerais que ces Edits leur livraient encore plusieurs autres parties importantes de la Chirurgie.

CHAPITRE III.

Le seizième siècle commençait; cette époque, appelée la Renaissance, apporta de radicales réformes dans la religion, dans la politique et les sciences; la saignée s'y trouva aussi comprise; bien plus, c'est la saignée qui fut le point de départ de la réforme médicale.

Depuis Galien jusqu'à la fin de ce siècle, un schisme profond divisait les médecins au sujet des veines à ouvrir dans les maladies graves; pour la pleurésie, Archigène saignait du côté opposé au mal ; Hippocrate, mais surtout Galien, ouvraient la veine du même côté; les Arabes abandonnèrent la bannière de Galien, et, quoique disciples fervents du médecin de Pergame, ils se rangèrent sous celle d'Archigène; les Arabistes les imitèrent ensuite.

Cependant, en 1514, un jeune docteur de la Faculté de Paris, Brissot, découvrit que Galien était d'un avis opposé ; appuyé sur l'autorité de ce grand maître, il osa donc saigner du même côté que le mal, et obtint un succès inespéré; la doctrine de Brissot fut immédiatement embrassée par l'Ecole de Paris; mais, exportée en Espagne, elle y trouva la plus vive résistance, et fut frappée d'anathème par l'Université de Salamanque qui décida gravement qu'il ne serait désormais permis à aucun médecin de saigner, dans la pleurésie, du côté de la douleur.

En conséquence, Denys, premier médecin de Charles-Quint, obtint un arrêt qui défendit de saigner autrement que par le passé, c'est-à-dire du côté opposé à la maladie, dénonça au monarque la doctrine nouvelle comme impie, sacrilège, et flétrit ses sectaires du nom de *Luthériens de la Médecine*. Charles-Quint, embarrassé, traîna le procès en longueur, quand vers 1553, Charles III, duc de Savoie, atteint d'une pleurésie, fut saigné d'une façon orthodoxe, c'est-à-dire du côté opposé, ce qui ne l'empêcha pas de mourir. Dès lors Galien triompha, et la saignée, dégagée des entraves qui l'enchaînaient depuis treize cents ans, fut indifféremment pratiquée du côté de la maladie, ou du côté opposé.

Sans doute, quoiqu'en ait pu dire Triller, il importe peu qu'on saigne à l'un ou à l'autre bras dans une inflammation de poitrine, et c'est par cela même que l'arrêt de l'Université de Salamanque est absurde; il est bien plus ridicule encore de voir un prince proscrire de ses états un moyen qui l'avait guéri d'une pleurésie, et le plus puissant souverain de cette époque lançant un édit pour un motif aussi puéril (1).

Cette question est devenue aujourd'hui tout-à-fait stérile pour la pratique, et n'a plus d'autre intérêt que celui

(1) Dict. des sciences médic. T. XLIII.

de l'histoire. Si pourtant il se trouvait encore des personnes désireuses de connaître ces curieux débats, je les engage à consulter les ouvrages suivants où toutes les pièces du procès ont été rassemblées avec érudition, alors que la querelle était encore vivante: 1° R. Moreau, *de missione sanguinis in pleuritide, ubi demonstratur ex quâ corporis parte detractus ille fuerit à duobus annorum millibus, ex omnium penè medicorum græcorum, latinorum, arabum, barbarorum exactâ enumeratione juxtà temporum quibus floruere seriem instituta*. Paris, 1622; 1630 (avec Brissot, *de venæ sectione*), 1741 et réimprimé en 1742, à la suite du *compendium historiæ medicinæ*, de Schulze ; 2° *Historia litis de loco venæ sectionis in pleuritide, sæculo XVI*, *imprimis habitæ ventilatur*, *auctore* Moschke, Haloe, 1793; on attribue cet ouvrage à Sprengel; 3° Triller: *de Pleuritide ejusque curatione*, Francofi 1740 (1).

. Cet évènement capital dans l'histoire de la médecine en entraîna un autre dans la confection de l'instrument de la saignée. En effet, à peu près vers le même temps, Walther-Riff donna la figure d'une lancette mobile sur son manche (2). Ce n'était pas encore la lancette moderne, parce que le manche était fixé aux deux bouts comme dans nos bistouris.

En 1551, Ambroise Paré donna le dessin d'un bistouri à tranchant concave, sous le nom de *Lancette courbée*. En 1561 , le restaurateur de la chirurgie française , et Fioraventi, en Italie, donnèrent simultanément, sous le titre Lancette, *Lancetta*, l'esquisse de notre lancette montée sur sa double châsse mobile, telle qu'elle existe aujourd'hui: avait-elle été inventée plus tôt? c'est ce qu'on ne sait pas; mais, jusqu'alors, on ne peut lui assigner une date plus reculée que 1561. A-t-elle pris naissance en France, ou est-elle d'origine italienne? Est-elle d'Ambroise Paré ou de Fioraventi? Cette question n'est pas encore péremptoirement résolue : quoiqu'il en soit, la lancette n'arriva pas de prime-saut à une domination générale; sur la fin du XVIe siècle elle était adoptée en France , en Espagne, en Italie, mais la flammette continuait à être préférée en Suisse

---

(1) *Note de l'auteur.*
(2) Gros chirurgei, Franckfurt, 1550, folio XXV.

et en Allemagne.

J'emprunte à l'intéressant ouvrage de Pietro Paolo Magni, dont j'ai parlé à l'occasion des Barbiers, des détails curieux sur les lancettes, la bande et sur la saignée, telle qu'elle était pratiquée en Italie au XVIe siècle.

Dans ce pays, à l'époque dont je parle, les lancettes étaient de fabrique espagnole et irréprochables; il y en avait de très-larges, des moyennes, et de très-étroites; toutes avaient la forme de la feuille de l'olivier.

La Bande *(fettuccia)* était large d'un doigt et avait une longueur de cinq palmes (1); il ne devait pas entrer de soie dans son tissu. Avant de l'appliquer on faisait avec cette bande le signe de la croix sur la veine qu'on se proposait d'ouvrir, et on prononçait ces paroles: NEL NOME DI DIO ET DELLA GLORIOSA MADRE MARIA : Au nom de Dieu et de sa glorieuse mère Marie.

Puis, on plaçait, en hiver, une bassinoire sous le bras du malade et on la promenait de bas en haut et de haut en bas du membre afin d'activer l'ascension du sang; en outre, on disposait de l'huile commune dans un plat, et quand le sang éprouvait de la difficulté à sortir, on trempait un plumasseau de coton ou de charpie dans cette huile, et on l'appliquait pendant quelques minutes sur les lèvres de la petite plaie; on en agissait ainsi à l'égard de toutes les veines, excepté celle de la langue (la ranine), surtout à l'égard de celles qui étaient indurées par des cicatrices résultant de saignées antérieures; on pansait aussi l'ouverture de la saignée avec l'huile, à peu près comme au siècle d'Hippocrate.

Pour faciliter la sortie du sang, on avait encore quelquefois recours à l'interposition d'une petite pièce de monnaie, *quatrino*, parce qu'on pensait que le cuivre avait la propriété de tenir l'incision ouverte.

Presque tous les Barbiers italiens pratiquaient la saignée obliquement, il n'y avait que les Barbiers napolitains, calabrais et siciliens qui ouvrissent les veines en travers; cette méthode passait pour une hérésie aux yeux des autres confrères du royaume qui prétendaient que cette manière d'opérer avait été interdite comme dangereuse par

---

(1) Le palmo était de 8 pouces 4 lignes.

les physiciens (médecins) de l'antiquité.

L'invention de la lancette fut bientôt suivie de celle du lancetier; la forme que Riff fit donner au sien était de la plus délicate coquetterie et renfermait cinq lancettes.

Maintenant que nous connaissons l'instrument du XVIe siècle, nous allons dire comment on s'en servait. Botal recommande d'avoir les mains chaudes, d'appliquer la ligature en faisant ouvrir la main au malade, afin qu'en la fermant après la piqûre la contraction accélère le mouvement du sang.

Van Horne dit qu'à Naples on appliquait une ligature au-dessus et une autre au-dessous du point où la veine devait être ouverte. On saisissait la lancette dont les deux châsses étaient non fermées, mais écartées de manière que l'une fut au-dessus et l'autre au-dessous des doigts; le mouvement d'élévation se faisait en sens opposé du nôtre : « *Acies attollendâ caudâ ferri depréssâ* (1), c'est-à-dire que l'extrémité des châsses était abaissée vers le sol au lieu d'être relevée comme nous le pratiquons aujourd'hui.

Botal ne parle pas du bâton tenu dans la main et reposant sur le sol ainsi que cela se passait au temps de l'Ecole de Salerne et de Gui de Chauliac, et ni d'aucun autre objet. Quant au peigne d'Albucasis et des Barbiers du moyen âge, il était définitivement tombé dans le plus complet oubli.

La saignée terminée, on pressait la veine en haut et en bas pour la dégorger, et on appliquait un petit coussin de coton sur l'incision ; si le sang continuait à couler, on pansait avec de la toile d'araignée, un morceau de bol d'arménie, ou la moitié d'un haricot.

Il y avait à cette époque des hommes cités pour leur habileté dans l'exécution de la saignée, et qui brillaient dans cette spécialité. Botal en nomme deux, son frère, *secondo Botalli*, et Eustache, médecin du Roi. Ambroise Paré raconte que Charles IX ayant eu besoin d'une saignée, *on envoya quérir un qui avait le bruit de bien saigner*, c'était Duportail qui, par parenthèse, tout célèbre *saigneur* qu'il était, estropia le Roi en lui blessant un nerf du bras (2).

Voici le fait tel qu'il est consigné dans Dionis qui l'a extrait des œuvres d'Ambroise Paré : « Le Roy ayant la fièvre,

____

(1) Documents de M. Malgaigne.
(2) Deraux, *index funercus*.

dit celui-ci, Monsieur Chapelain, son premier médecin et Monsieur Castellan aussi médecin de Sa Majesté et premier médecin de la Reine sa mère, lui ordonnèrent la saignée. Pour la faire on apella un chirurgien, lequel cuidant faire ouverture à la veine piqua le nerf qui fit promptement écrier le Roy, disant avoir senti une très-grande douleur ; parquoi assez hautement je dis qu'on desserrât la ligature, autrement que le bras enflerait bien fort, ce qui advint subit avec une contraction du bras, de manière qu'il ne le pouvait fléchir et étendre librement et y était la douleur extrême tant à l'endroit de la piqueure que de tout le bras. Pour le premier et le plus prompt remède, j'appliquay un petit emplâtre de basilicon de peur que la playe ne s'aglutinât, et par-dessus tout le bras des compresses imbuës en oxicrat avec une ligature expulsive, commençant au carpe et finissant par l'épaule pour faire renvoy du sang et esprits au centre du corps, de peur que les muscles ne reçussent trop grande fluxion, inflammation et autres accidents. Cela fait, nous nous retirâmes à part pour aviser et conclure quels médicaments on y devait appliquer pour apaiser la douleur et obvier aux accidents qui viennent ordinairement aux piqueures des nerfs. Je mis sur le bureau qu'on devait mettre dans la piqueure de l'huile de thérébentine assez chaude avec un peu d'eau-de-vie rectifiée, et sur tout le bras un emplâtre de dialchalciteos dissout avec vinaigre et huile rosat. Par ainsi la douleur cessa, et pour en davantage résoudre étant l'humeur contenue en la partie on usa puis après des remèdes résolutifs et dessiccatifs comme de celui-ci : Pr. farine d'orge et d'orobe, 2 onces de chaque; fleurs de camomille et de mélilot, 2 pincées de chaque ; beure frais, une once et demie; lessive de barbier, suffisamment pour un cataplasme.

Le Roy demeura trois mois et plus sans pouvoir bien fléchir et étendre le bras ; néanmoins, grâce à Dieu, il fut parfaitement guary sans que l'action fût demeurée aucunement vitiée. »

A. Paré assistait donc, comme premier chirurgien du monarque, à cette saignée, mais il n'était pas considéré comme un assez habile *saigneur* pour la pratiquer. Quant à lui il saignait sans imprimer à la lancette de mouvement d'élévation, graissait la peau, d'après le précepte donné par l'Ecole de Salerne, pour rendre sa section plus facile et appuyait le pouce et l'index de la main qui tenait l'instrument sur le pouce de l'autre main, chargé de comprimer la veine au-dessous de la ligature.

Selon les chirurgiens du seizième siècle, il y avait au pli du bras des veines qu'il fallait ouvrir de préférence à toutes autres dans les maladies de certains organes ; mais quand ces veines n'existaient pas ou lorsqu'elles étaient peu visibles, voici quelle conduite ils observaient et à quelle ressource leur génie avait recours. Soit, dit M. Malgaigne, une maladie de la tête et une autre du foie : la veine médiane convenait à la fois à l'une et à l'autre ; mais si la médiane était peu apparente, on pouvait, selon Amb. Paré, choisir des deux branches qu'elle envoie à la céphalique ou à la basilique celle qui semblait le plus commode ; si c'est la branche céphalique qui ne dégorge que la tête, dès qu'on l'aura ouverte, « *Tout soudain,* ajoute cet illustre chirurgien, *tu presses avec ton pouce le rameau d'icelle iusquà ce que suffisante évacuation du sang soit faite du foye, par la veine basilique ou hépatique ; laquelle chose quand tu verras être faite, tu leueras ton doigt, et permettras fluer du sang de la teste par ladite céphalique ouverte.* »

Amb. Paré, on le voit, ne soupçonnait pas la circulation du sang.

Avant Botal on saignait peu ; c'est à lui que revient l'honneur de la saignée coup sur coup, pour me servir du langage moderne. Ainsi, dans la pleurésie, dans la pneumonie, on tirait deux ou trois livres de sang le matin, et, quelques heures après, on en faisait encore perdre au malade depuis une demi livre jusqu'à deux livres. Botal n'hésitait pas de faire des saignées de quatre et cinq livres, et il prétendait qu'un homme pouvait aisément perdre huit à neuf livres de sang en un jour (1).

Fernel, qui devint médecin du Roi Henri II pour avoir guéri d'une maladie grave la belle Diane de Poitiers et pour avoir trouvé le secret de rendre féconde Catherine de Médicis, s'éleva avec une chaleureuse indignation contre

____

(1) *De curatione per sanguinis missionem,* oper. **XXVIII et XXX.** — in-Malgaigne.

— 45 —

cette effrayante prodigalité (1) ; il ne fut pas le seul, Du-
ret, médecin de Charles IX et de Henri III, l'un des plus
savants hellénistes qu'on puisse citer (2), et Heurnius
d'Utrecht (3), qui savait tout Hippocrate par cœur, protes-
tèrent non moins énergiquement contre la folle doctrine
de Botal. Il paraît que déjà quelques années auparavant Rabe-
lais avait exprimé une profonde aversion pour ce déplorable
système, et j'ai lu que l'inimitable auteur de Gargantua l'a-
vait énergiquement flétri dans l'un de ses doctes ouvrages.

Malgré cette vive opposition, la fureur de répandre le
sang s'éleva, dans le XVIIe siècle, au plus haut paroxisme ;
en 1633, Cousinat, qui devint plus tard médecin du Roi,
fut saigné soixante-quatre fois en huit mois pour un rhu-
matisme violent ; Guy-Patin, l'acrimonieux Guy-Patin, se
fit saigner sept fois pour un rhume ; un médecin de la
même époque, quoique octogénaire, subit onze fois cette
opération, à l'occasion d'une pneumonie.

Si le dix-septième siècle a compté des apologistes ar-
dents de la saignée, on y trouve aussi de rudes anta-
gonistes ; parmi ces médecins sanguifuges il faut men-
tionner David Laigneau, conseiller et médecin ordi-
naire du Roi. Les Purgons de l'Ecole de Paris, que leur
système exclusif faisait nommer *Stercorarii*, avaient fini par
adopter la méthode des saignées profuses ; David Laigneau
les poursuit de son fouet strident ; partisan de la saignée
modérée et astrologique, c'est-à-dire faite selon les condi-
tions de jour, de l'heure, de la lune, d'après un calendrier
imprimé dans son livre, il les appelle, dans son implaca-
ble courroux, *effrontez médicastres, saigneurs-bourreaux*,
et stygmatise, sans merci, *ces sangsues botalliques, cette
bourrelerie et évacuation de sang de quoi les estrangers ont
horreur et de laquelle aucun n'échappe que les plus forts et
les plus robustes* (4).

---

(1) *De abditis rerum causis.* Ch. 12, p. 78, liv. 2.
(2) *Divini Dureti comment-ad Coacas Hippo. Prœnotiones.*
Chap. 10, p. 243.
(3) Comm. des Pronost. d'Hippoc. § 3, N° 12, p. 182. (*Note de
l'auteur.*)
(4) Traité de la saignée mis en français par David Laigneau, 3°
édit. — 1613. In-catalogue des imprimés de la bibl. de Reims.
(Maldan.)

Cet enthousiasme aveugle ne tarda pas à gagner la Chirurgie; nul ne subissait une opération sans y avoir été préparé par une ou plusieurs saignées; les oculistes, notamment, prodiguaient le sang de leurs malades; « *Tous les grands chirurgiens ne comptent pas les saignées*, disait Dionis; la saignée est *l'épée de chevet de la Chirurgie.* »

On conçoit que, dans un tel état de choses, les *saigneurs* spécialistes dûrent effacer leurs confrères en l'art de guérir; ceux qui devinrent fameux dans la pratique de cette opération, les héros de la saignée au XVII* siècle, selon l'expression de M. Malgaigne, sont François Frémin, Jacques Lebel, Philippe Leauté, chirurgien de la Charité, Jean Gillet, dernier chirurgien de robe longue, Etienne David, son fils Claude David, et d'autres encore dont les noms sont honorablement inscrits dans *l'index funereus* de Devaux. Cette vogue, en fait de saignée, représentait toute la valeur scientifique de Jean de Laval, premier chirurgien de Marie de Médicis, et était toute la recommandation de Claude David, premier chirurgien de la reine Marie-Thérèse, femme de Louis XIV.

A peu près à la même époque, l'Espagne eut aussi ses *saigneurs* victimaires; le roman philosophique de Gil-Blas en fait foi dans une critique assaisonnée de la plus piquante raillerie. On voudra bien se rappeler à cet égard l'histoire du médecin Sangrado qui fit périr, par ses monstrueuses saignées, le chanoine Sédillo et qui, dans un aveuglement dont on ne ferait que rire si la chose était moins sérieuse, alla jusqu'à prétendre effrontément que celui-ci aurait été sauvé s'il avait été pour lui moins avare de sang. Le docteur Sangrado allait très-vite en besogne, et il était si expéditif que les notaires, dont la cupidité était proverbiale, lui reprochaient ouvertement de ne pas laisser seulement aux malades le loisir suffisant pour faire leur testament; il y avait de vives querelles entre le tabellionnage et les médecins dont les registres étaient appelés *les actes mortuaires* de Valladolid.

Gil-Blas, valet de Sangrado, n'était qu'un barbier du plus bas étage; du service de feu Sédillo, il était passé à celui de ce médecin et s'était rendu célèbre par ses ardentes controverses et par les sanglants pugilats qu'il avait eu à soutenir contre le docteur Cuchillo, son plus redoutable antagoniste. Exécuteur sans pitié des ordonnances extravagantes de son maître, il tuait par la lancette tous les imprudents qui recouraient à lui. En six semaines il n'était pas resté une goutte de sang dans les veines des malades de Valladolid ; on ne rencontrait plus que des veuves et des orphelins éplorés, et on eût dit que la peste avait soufflé sur cette malheureuse cité, qu'on aurait prise pour une Nécropole tant les funérailles s'y étaient multipliées.

Pourtant ces assassinats qui, comme on vient de le voir, ne se commettaient pas seulement sous l'égide du diplôme, eurent un terme ; Dom Rodrigue de Mondragon, Biscaïen d'origine, au désespoir d'avoir perdu sa maîtresse que le barbier avait traitée, avait juré d'exterminer son meurtrier à la première rencontre. Cette menace était de nature à faire réfléchir Gil-Blas, et finit en effet par lui ôter le goût de la médecine ; obsédé par des terreurs qui ne le quittaient ni le jour ni la nuit, et sentant le fer de son persécuteur constamment peser sur sa poitrine, il jugea prudent de sortir de Valladolid où il ne reparut plus.

Mais la doctrine dépopulatrice dont Sangrado était le père, n'était pas uniquement pratiquée dans cette ville ; elle avait fini par se répandre dans toutes les provinces de la péninsule où elle fit des victimes en nombre incalculable. Parmi les plus illustres, je citerai le comte duc d'Olivarès et de San-Lucar, premier ministre du roi Philippe IV, mort exsangue entre les mains des partisans de Sangrado qui l'avaient saigné douze fois en moins de six jours (1).

Le roman de Lesage doit être considéré comme une peinture fidèle de la tyrannie qu'exerçait en Espagne la saignée au XVIIe siècle.

Dionis exigeait du *saigneur* les qualités suivantes : *il faut*, disait-il, *qu'il soit bien fait pour ne point déplaire au malade, qu'il ait de l'esprit pour persuader ce qu'il dit, qu'il ait la vue nette et perçante pour distinguer les moindres objets, qu'il n'ait pas la main trop grosse ni trop pesante, qu'il ait les doigts longs et effilés et que la peau en soit blanche et fine, parce que le toucher est plus délicat ; il ne faut point qu'il soit sujet à boire, de crainte qu'étant ap-*

____

(1) Gil-Blas. T. I et IV. — Edition Cazin.

pellé, la tête pleine de vin, il soit obligé de faire une saignée difficile ; il ne doit point arracher les dents, coigner des clous, hâcher du bois, jouer à la paume, au mail et à la boule, parce que tous ces exercices peuvent luy ébranler la main ; enfin il doit avoir une attention sérieuse pour la conservation de sa main s'il veut bien saigner et longtemps.

Il voulait qu'on achetât les lancettes, quelqu'en fût le prix, chez les couteliers les plus renommés ; quant aux siennes, il les tenait d'un nommé Corsin, fabriquant d'instruments de chirurgie à Lyon, et *les luy envoyait repasser par luy-même de peur qu'un autre coutelier, par jalousie, ne les détrempât ;* il défendait de jamais prêter ses lancettes à personne.

La lancette, comme je l'ai déjà dit, était née au XVI⁰ siècle ; la bande rouge vit pour la première fois le jour au XVII⁰ ; la couleur écarlate avait été choisie pour que les taches de sang fussent moins apparentes ; cette ligature était d'un drap ni trop fin ni trop gros, elle était large d'un pouce et avait trois quarts de longueur.

Les autres objets qu'on disposait pour la saignée étaient deux compresses pliées en dix ou douze doubles et d'un pouce carré ; il y en avait deux dans la prévision du cas où le sang viendrait à s'échapper après l'application de la première ; de plus, une bande large d'un pouce et longue d'une aune et demie ; un bout de ruban de fil était cousu à chaque extrémité, comme on le voit encore aujourd'hui dans certains couvents de Religieuses en Flandre, et chez beaucoup de gens de la religion juive (1). Cette disposition facilitait la confection du nœud qui était moins volumineux que lorsqu'il était fait avec les bouts de la bande.

On préparait en outre des poilettes (on prononce aujourd'hui palettes). C'étaient de petits vases en terre, mais plus souvent en étain, d'une capacité de trois onces ; on s'en sert encore dans quelques maisons religieuses où elles sont précieusement conservées ; elles étaient munies d'une oreille afin qu'on pût mieux les tenir ; il devait y en avoir trois, alors même qu'on n'en avait besoin que de deux, *parce que le sang vient quelquefois si bien qu'on trouve à propos d'aller jusqu'à la troisième ;* on les plaçait isolé-

---

(1) *Note de l'auteur.*

ment sur une assiette, pour être plus sûr du niveau du
sang. Certains chirurgiens recevaient le sang dans toute
espèce de vase ; mais Duchesne, premier médecin du duc
de Bourgogne, regardait ce fait comme une hérésie révol-
tante ; il s'insurgeait contre cette licence parce qu'il ne
voulait pas qu'on tirât ni plus ni moins de sang qu'il en
avait été prescrit.

Le choix de l'heure de la saignée a varié au XVII° siècle.
Duchesne saignait le soir, mais il n'y avait que lui ; les autres préféraient le matin, *parce qu'ils trouvaient que le soir
on était trop rafroidi, que les veines ne se gonflaient pas si
bien et que le sang avait de la peine à sortir.*

Quelques chirurgiens se faisaient éclairer par une chan-
delle et disaient pour raison que s'il tombait de la cire sur
le bras elle ferait plus de douleur que le suif. Dionis ai-
mait mieux une bougie d'une mèche forte pour obtenir
plus de lumière ; il se servait d'une grosse bougie de cave,
parce qu'il pouvait la plier dans tous les sens. Enfin, on
avait soin de tenir prêt un verre qui contenait de l'eau de
la Reine de Hongrie, pour combattre la défaillance qui pouvait survenir.

Le cérémonial de la saignée avait quelque chose de co-
mique par les soins minutieux et puérils dont on l'entourait.

Voici comment se passaient les choses : les préparatifs
étant terminés, l'opérateur relevait ses manches et nouait
avec un ruban les longues boucles de sa perruque ; pour
n'être pas troublé, il faisait fermer les fenêtres et les por-
tes et défendait de parler et de marcher dans la chambre.

Les dames de qualité, dans les saignées de grossesse ou
de précaution, se paraient comme pour recevoir des visi-
tes. Pour protéger cette parure, Dionis attachait avec une
épingle une serviette sous le bras et la relevait sur la poitrine et sur l'épaule où il la fixait. Cette précaution devait
être scrupuleusement observée, car les élégantes n'auraient
pas pardonné au chirurgien la plus légère éclaboussure de
sang.

Si l'opérateur craignait que le jour ne l'incommodât, il
faisait tirer les rideaux du lit ; une personne sûre, placée
à sa gauche, tenait la bougie, et lorsqu'il s'agissait d'une
saignée d'importance, il amenait avec lui un serviteur sur

lequel il pouvait compter tant pour diriger la bougie que pour appuyer le bras et le rendre immobile dans le temps de la piqûre. Un second serviteur présentait la poilette, et souvent il y en avait un troisième qui apportait la poilette vide et reportait celle qui était pleine ; celui-ci était encore chargé de présenter au chirurgien la bande et la compresse, après la saignée terminée.

La lancette était pliée comme nous le faisons aujourd'hui , c'est-à-dire à angle presque droit sur la châsse, et on la portait à la bouche.

Les Allemands qui, à cette époque, avaient renoncé à la flamme pour adopter la lancette, tenaient la lame en ligne droite, comme on le voit dans l'ouvrage de Scultet (1).

On précisait le lieu où la piqûre devait être faite, non plus avec un coup d'ongle, comme le voulait Amb. Paré , mais avec deux, pour marquer le commencement et la fin de l'incision ; alors l'opérateur qui avait noué la ligature par un simple nœud coulant, prenait le bras et l'appuyait contre sa poitrine ; cette manière de faire a presque entièrement disparu de nos coutumes chirurgicales ; la ponction et l'élévation s'exécutaient par les deux doigts qui maniaient la lancette et sans la participation du reste de la main.

Certains chirurgiens coquets, pour plaire à leurs clients, au lieu de placer dans la main l'étui à lancette ou le premier objet venu, donnaient au malade un bâton qu'ils portaient habituellement *dans une poche faite exprès dans leur vêtement ; ce bâton avait un pied et demi de longueur ; il était garni de velours et même brodé ;* l'une de ses extrémités reposait sur le lit et il servait de soutien au bras du malade : il y avait loin de ce luxe raffiné à la simple et rustique gaule employée par l'École de Salerne et par Gui de Chauliac ; mais aussi trois siècles s'étaient écoulés depuis cette époque.

Sous Louis XIV on était partagé sur la meilleure manière dont le sang devait s'échapper de la veine ; Daquin, premier médecin du Roi et que Dionis avait saigné plus de vingt fois, était d'avis qu'il ne devait pas jaillir et que la saignée qui bavait était la plus profitable ; mais, dans le

---

(1) *Note de M. Malgaigne.*

monde, la saignée n'était considérée comme telle que si le sang sortait en arcade. On n'était pas plus d'accord sur la quantité de sang qu'il fallait faire perdre à un malade : Riolan l'avait fixée à quinze livres pour un Allemand, et à dix pour un Français; Dionis se borne à faire parade de ce bel esprit qu'il exige dans le phlébotomiste. « *J'ay remarqué,* dit-il, dans son langage léger, *que quand j'ay saigné des maris en présence de leurs femmes, les femmes ne voulaient pas que je tirasse beaucoup de sang, et que quand j'ay saigné des femmes les maris n'étaient pas contents que la saignée ne fût ample et copieuse: ils ont les uns et les autres leurs raisons qui ne sont pas difficiles à deviner.*

Après la saignée, on faisait prendre un verre d'eau au malade, *pour humecter le sang qui restait,* c'était là l'intention pour laquelle on l'administrait ; quelques dames faisaient apporter dans leur chambre un seau d'eau nouvelle et pure dans laquelle on jetait le sang aussitôt qu'il était tiré ; elles prétendaient, qu'en vertu de propriétés sympathiques, le sang qui leur restait en était rafraîchi.

On défendait de dormir à toute personne qui venait d'être saignée dans la crainte d'une hémorrhagie qui pouvait survenir pendant le sommeil par suite d'un mouvement inconsidéré du bras.

Les poilettes, qui avaient servi à recueillir le sang, portaient les N°ˢ 1, 2, 3; mais comme il pouvait arriver que le serviteur se trompât en les apportant pour l'examen du sang, ou que le numérotage fût couvert par ce liquide, on avait soin de placer un petit morceau de papier fin sur la première, deux sur la seconde, trois sur la troisième ; on aurait fait un crime au chirurgien de ne pas remplir ces prescriptions.

Lorsque tous les soins exigés par le malade étaient rendus, l'opérateur s'approchait de la table sur laquelle les poilettes étaient déposées pour examiner le sang; il soufflait l'écume qui le recouvrait ou l'enlevait avec une carte ou une plume, et prétendait qu'en découvrant ainsi la surface du liquide sanguin, il en constatait mieux la bonne ou la mauvaise qualité. Enfin, un domestique présentait au chirurgien un bassin pour laver sa lancette qu'il avait déposée sur l'assiette de la poilette N° 1 , il versait dessus et sur les mains de l'eau contenue dans une aiguière et offrait la serviette spécialement destinée à les essuyer.

Le chirurgien finissait en conseillant au malade de prendre un bouillon une heure après, et *ensuite ayant reçu le salaire de ses peines qui est très-médiocre aujourd'huy, il prend congé de la compagnie.*

Je viens de décrire la saignée telle qu'elle se faisait au XVII\u{e} siècle dans la bourgeoisie et dans les hautes classes de la société parisienne. Il me reste à parler de cette opération quand il s'agissait du grand Roi, des princes et des princesses de sa famille. Dionis, qui saigna la cour de Louis XIV pendant trente-six ans, va nous apprendre les lois d'étiquette qui présidaient à ces royales saignées. Le premier médecin portait la bougie, l'apothicaire présentait les poilettes; le chirurgien était le souverain du moment; c'était à tel point que Félix, le premier chirurgien, se disposant à saigner le Roi, ordonna à un huissier de faire sortir de l'appartement un des chirurgiens de quartier qui n'avait pas ses sympathies. Cette autocratie ne s'étendait pas à tout le monde; car, lorsque Dionis saignait la Dauphine ou quelqu'un des princes, des flots de courtisans inondaient la chambre, et le Dauphin même, ainsi que les princesses, se pressaient sous les rideaux du lit à côté du chirurgien, fier d'être entouré de ce brillant cortège (1).

Au XVIII\u{e} siècle, la saignée était constituée à peu près comme aujourd'hui ; elle n'a plus d'innovations à attendre.

---

(1) Dionis, cours d'opérations de chirurgie, 3\u{e} édition, p. 543. — 581.

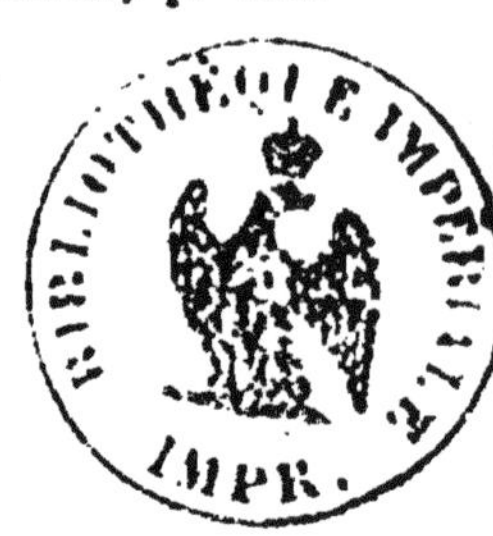

www.ingramcontent.com/pod-product-compliance
Ingram Content Group UK Ltd.
Pitfield, Milton Keynes, MK11 3LW, UK
UKHW021708130726
13696UKWH00004B/1680